Nikita Dandekar
J Jasmin Winner
Sonal Tandel

Coroas em Odontopediatria

Nikita Dandekar
J Jasmin Winner
Sonal Tandel

Coroas em Odontopediatria

ScienciaScripts

Imprint
Any brand names and product names mentioned in this book are subject to trademark, brand or patent protection and are trademarks or registered trademarks of their respective holders. The use of brand names, product names, common names, trade names, product descriptions etc. even without a particular marking in this work is in no way to be construed to mean that such names may be regarded as unrestricted in respect of trademark and brand protection legislation and could thus be used by anyone.

Cover image: www.ingimage.com

This book is a translation from the original published under ISBN 978-620-7-80900-4.

Publisher:
Sciencia Scripts
is a trademark of
Dodo Books Indian Ocean Ltd. and OmniScriptum S.R.L publishing group

120 High Road, East Finchley, London, N2 9ED, United Kingdom
Str. Armeneasca 28/1, office 1, Chisinau MD-2012, Republic of Moldova, Europe
Printed at: see last page
ISBN: 978-620-7-91885-0

Copyright © Nikita Dandekar, J Jasmin Winner, Sonal Tandel
Copyright © 2024 Dodo Books Indian Ocean Ltd. and OmniScriptum S.R.L publishing group

COROAS EM ODONTOPEDIATRIA

ÍNDICE

CAPÍTULO I

INTRODUÇÃO

A manutenção da dentição primária num estado não patológico e saudável é importante para o bem-estar geral da criança. O tratamento dos dentes severamente destruídos representa um desafio para o dentista pediátrico, uma vez que é necessário ter em conta três considerações importantes: a gestão comportamental do doente, a preservação da estrutura dentária e a satisfação dos pais. Com o avanço das tecnologias nos materiais dentários, as filosofias e técnicas de tratamento também necessitam de uma reavaliação constante. Uma das principais razões por detrás desta mudança é que o que era uma abordagem de tratamento aceitável no passado pode não ser necessariamente a melhor opção de tratamento para os nossos jovens pacientes atualmente.

As restaurações destinam-se a reparar ou limitar os danos causados pelas cáries, proteger e preservar a estrutura dentária, restabelecer a função adequada, restaurar a estética (quando aplicável) e facilitar a manutenção de uma boa higiene oral.[1]

As coroas de aço inoxidável (SSC) têm sido utilizadas para restaurar dentes posteriores permanentes primários e jovens há quase 50 anos. A SSC é extremamente durável, relativamente barata, sujeita a uma sensibilidade técnica mínima durante a colocação e oferece a vantagem de uma cobertura coronal completa. Existe uma quantidade considerável de literatura que apoia o sucesso das SSCs para restaurar molares decíduos severamente cariados e/ou dentes tratados com terapia pulpar.[2,3,4]

Apesar das qualidades favoráveis mencionadas, as SSC têm uma grande desvantagem - nomeadamente, a sua fraca aparência estética. Os SSCs de face aberta

2

são uma solução cosmética, embora tenham várias desvantagens. O procedimento é moroso, requer uma preparação adicional e a utilização de vários materiais. Obteve-se um excelente aspeto estético com uma longevidade aceitável com coroas à base de resina (coroas em tira) para incisivos primários anteriores cariados e/ou fracturados, mas são restaurações sensíveis à técnica. As coroas de policarbonato são outra abordagem de tratamento para abordar a restauração e a estética de dentes decíduos anteriores cariados. São mais estéticas do que as coroas de aço inoxidável, fáceis de aparar e ajustar e requerem menos tempo de cadeira. Cada um destes métodos tem as suas desvantagens, mas cada um deles pode ser utilizado em qualquer altura.

A procura das restaurações de cobertura total ideais em odontopediatria continua. A seguinte revisão tenta compreender as restaurações de cobertura total atualmente disponíveis em dentes decíduos e dentes permanentes jovens.

<u>**CAPÍTULO II**</u>

<u>**CLASSIFICAÇÃO**</u>

As coroas utilizadas em odontopediatria podem ser classificadas da seguinte forma

De acordo com a posição;[5]

1. **COROAS PARA DENTES ANTERIORES**

a) **Coroas para dentes anteriores primários**

    1. Coroas em aço inoxidável de face aberta

    2. Coroas de policarboxilato

    3. Coroas de tiras

    4. Coroas de casaco pedo

    5. Coroas do novo milénio

    6. Coroas de vidro artístico

    7. Coroas de zircónio

b) **Coroas para dentes permanentes jovens anteriores**

1. Coroas de policarboxilato

2. **COROAS PARA DENTES POSTERIORES**

a) **Coroas para dentes decíduos posteriores**

    1. Coroa em aço inoxidável

    2. Coroa em aço inoxidável pré-fabricada

    3. Coroas de zircónio

b) **Coroas para dentes permanentes jovens posteriores**

1. Coroas em aço inoxidável

De acordo com Sahana S et al (2010)[5]

1. COROAS QUE SÃO CIMENTADAS AO DENTE

1. Coroa de aço inoxidável folheada a resina

2. Coroa com recorte facial

3. Coroa em policarbonato

4. Pérolas pedófilas

2. COROAS QUE SÃO COLADAS AO DENTE

1. Coroas de tiras

2. Coroas de casaco pedo

3. Coroas do novo milénio

4. Coroas de vidro artístico

CAPÍTULO III

COROAS EM AÇO INOXIDÁVEL (SSC)

As coroas de aço inoxidável estão a ser utilizadas em medicina dentária desde 1950.[1] É uma das melhores restaurações de cobertura total em dentisteria pediátrica que é habitualmente utilizada até à data.

HISTÓRIA DAS COROAS DE AÇO INOXIDÁVEL

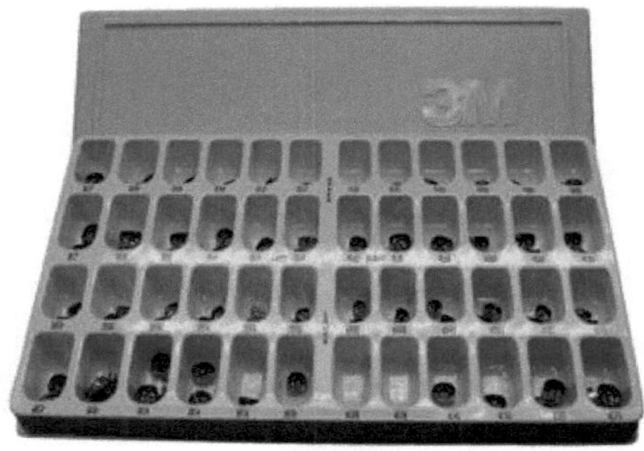

Fig 1: Kit de coroa de aço inoxidável 3M ESPE

Engel, em 1950, descreveu as coroas de aço inoxidável e Humphrey introduziu a sua utilização em 1950. No início da década de 1950, eram utilizadas coroas em aço cromado Tru comercializadas pela Rocky Mountain. Mais tarde, no início da década de 1960, ficaram disponíveis coroas melhoradas da Unitek. As coroas de níquel-crómio foram introduzidas por **Hinding em 1976.**[2] As coroas de aço inoxidável da 3M™ ESPE são as coroas mais populares que têm sido utilizadas em medicina dentária desde há 40 anos.[6] As outras empresas que desenvolveram coroas de aço inoxidável são as coroas de aço inoxidável da Unitek, MN e as coroas da Denvo, Denvo Co. Arcadia CA, as coroas de iões Ni-Cr e as coroas de cobre Sankuin.

6

CLASSIFICAÇÃO DAS COROAS DE AÇO INOXIDÁVEL[7]

São classificados do seguinte modo

Com base na forma das coroas:-.

a) Coroas não aparadas [por exemplo, Rocky Mountain]

Estas coroas não são aparadas nem contornadas e requerem muita adaptação, o que consome muito tempo.

b) Coroas pré - aparadas [por exemplo, coroas de aço inoxidável Unitek, MN e Denvo Crowns, Denvo Co. Arcadia CA]

Estas coroas têm alguns lados rectos e não contornados, mas são enfeitadas para seguir uma linha paralela à crista gengival. Também requerem contorno e pouco recorte.

c) Coroas pré-contornadas [coroas de iões de Ni-Cr, coroas de aço inoxidável Unitek e coroas de cobre Sankuin]

Estas coroas são festonadas e pré-contornadas, embora possa ser necessária uma quantidade mínima de festonagem e de corte.

As coroas 3M ESPE são pré-aparadas e pré-contornadas

Com base na composição:

a) Coroas em aço inoxidável - aço inoxidável austenítico 18-8.

b) Coroas de níquel-crómio - liga de níquel e crómio.

Com base na posição:

a) Coroas para dentes anteriores.

b) Coroas para dentes posteriores.

Com base na anatomia oclusal:

a) Anatomia oclusal compacta de iões.

b) Unitek- melhor anatomia oclusal.

c) Montanha rochosa - oclusalmente pequena.

d) Ormco - mais pequeno e menos esculpido oclusalmente.

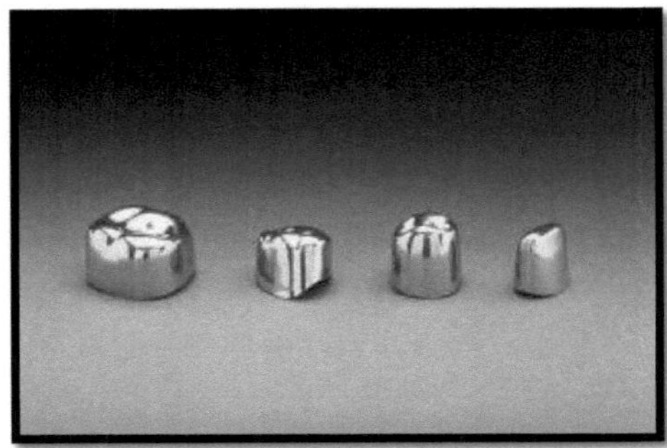

Fig 2: Coroas Unitek

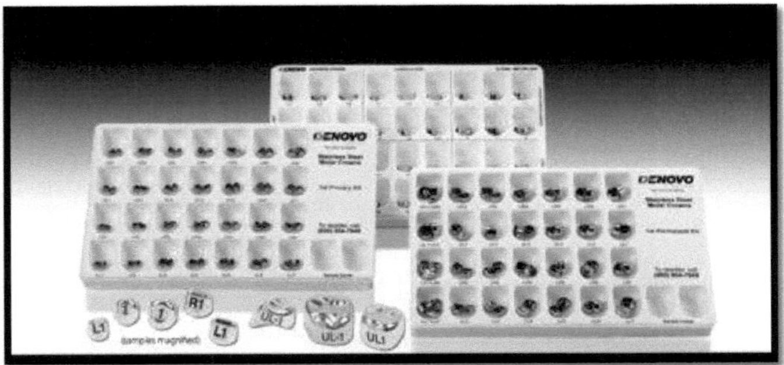

Fig. 3: Kit de coroa Denvo

COMPOSIÇÃO DA COROA DE AÇO INOXIDÁVEL[8]

Coroas em aço inoxidável [18-8]

1) É utilizada uma liga de tipo austenítico.

- 17-19% de crómio

- 10-13% de níquel

- 67% de ferro

- 4% de elementos menores:-

  - Carbono - 0,12%

  - Manganês-2,0%

  - Silício-1,0%

  - Fósforo - 0,04%

  - Enxofre-0,03%

  - Molibdénio-0,75%

  - Cobre-0,075%

Por exemplo, Rocky Mountain, Unitek, 3M ESPE

2) Coroas à base de níquel:

Trata-se de uma liga metálica do tipo Iconel 600.

- 72% de níquel

- 14% de crómio

- 6-10% de ferro

- 0,04% de carbono

- 0,35%manganês

- 0,2% de silício

INDICAÇÕES E CONTRA-INDICAÇÕES DAS COROAS DE AÇO INOXIDÁVEL

INDICAÇÕES:[9,10]

1. Cárie extensa em dentes decíduos e permanentes jovens**Error! Bookmark not defined.**:

    Quando há envolvimento carioso de 3 ou mais superfícies ou quando a cárie se estende para além dos ângulos da linha anatómica, por exemplo, cárie na superfície mesial do primeiro molar maxilar e mandibular. A presença de um corno pulpar mesial mais elevado dificulta a colocação de uma restauração de amálgama aceitável.

2. Após a terapia da polpa:

    Nos dentes decíduos e nos dentes permanentes jovens, a terapia pulpar deixa o dente tratado frágil devido à perda de fluido, pelo que é provável que se fracture.[1,6,Error! Bookmark not defined.] Uma coroa de aço inoxidável evita a fratura do dente após a terapia pulpar e prolonga a retenção dos dentes na cavidade oral até ao momento da esfoliação, no caso dos dentes decíduos. Uma coroa de aço inoxidável confere resistência à coroa e ajuda a restaurar a função mastigatória do dente.

3. Como restauração preventiva:

    Em pacientes com elevada suscetibilidade à cárie, que pode ser determinada pela presença de numerosas lesões de cárie grosseiras ou por cárie galopante, a SSC pode ser administrada como restauração preventiva.

4. Para dentes com defeito hipoplásico[1,6,Error! Bookmark not defined.]:

    Os dentes hipoplásicos podem ser mais propensos a cáries porque a retenção da placa bacteriana ocorre em defeitos hipoplásicos. Existe dificuldade em obter anestesia, determinar a quantidade exacta de esmalte afetado a ser escavado e durante a colocação da restauração. A colocação de uma restauração de cobertura total ajuda a prevenir a deterioração do dente devido ao envolvimento pulpar, reduzindo a sensibilidade dentária, estabelecendo contactos proximais correctos e uma relação oclusal.[11] Colocando coroas de aço inoxidável em dentes hipoplásicos, o tratamento pode envolver a coroação dos dentes em todos os quadrantes, o que acarreta o perigo de alterar as dimensões verticais ao colidir com o espaço livre. Por isso, as coroas devem ser colocadas por quadrante.

5. Para os dentes deformados por defeitos de desenvolvimento ou anamolias como a displasia do esmalte ou a dentinogénese imperfeita[6]:

Os SSCs são um tratamento de eleição, pois previnem a sensibilidade causada pela rápida perda de material dentário devido ao desgaste, juntamente com a preservação da altura oclusal e a manutenção da oclusão.[9]

6. Como pilar, para um mantenedor de espaço ou aparelho protético:

O aço inoxidável pode ser utilizado como restauração do primeiro molar primário quando este serve de pilar para o aparelho de extensão distal**Error! Bookmark not defined.**[4]e é utilizado na coroa e no mantenedor de espaço em alça.

7. Restauração temporária de um dente fracturado:

No caso de um dente posterior fracturado, que pode ser causado por uma força mastigatória excessiva durante a mordedura, e se o tratamento não puder ser efectuado imediatamente, o dente pode ser coroado para evitar mais danos no dente.

8. Bruxismo:

Em casos graves de bruxismo[12] os dentes podem estar tão desgastados que são necessárias coroas de aço inoxidável para restaurar a dimensão vertical inter-arcos e evitar a exposição pulpar traumática. Na dentição mista, as coroas adaptadas ao molar primário ajudarão a prevenir o desgaste dos primeiros molares permanentes.

9. A técnica de Hall:

Nos casos de dentes decíduos posteriores cariados em que o material restaurador não pode ser colocado sozinho devido à falta de retenção, o SSC é o tratamento de escolha. A colocação de SSC nestes dentes cariados ajuda a manter a integridade da arcada, prevenindo uma maior perda de espaço causada pelas cáries proximais. [13]

10. Margens pobres das restaurações:

As coroas de aço inoxidável são indicadas nos casos em que uma má higiene oral predispõe o paciente a cáries recorrentes. Henderson (1973)[14] afirmou que um paciente com má higiene oral apresenta um índice elevado de placa bacteriana e de detritos, acompanhado por um aumento da gengivite marginal. Para minimizar os problemas gengivais, é tão importante salientar a higiene oral num doente com uma coroa de aço inoxidável pré-formada como num doente com uma elevada taxa de cáries.

CONTRA-INDICAÇÕES:[9,10]

1. Molares primários próximos da esfoliação.

2. Molares primários com mais de metade das raízes reabsorvidas: uma vez que estes dentes estão prestes a esfoliar, a sua restauração é questionável.

3. Os dentes que apresentam uma mobilidade grave são geralmente indicados para extração. A mobilidade pode dever-se a uma inflamação grave na área

periapical do dente ou pode dever-se à reabsorção fisiológica das raízes. Em ambas as condições, a remoção do dente seguida de um mantenedor de espaço, se indicado, é o tratamento de eleição.

4. Em dentes não restauráveis com danos graves na estrutura dentária e perda da parede vestibular e lingual do dente, a restauração SSC não é aconselhável. Devido à ausência de parede, existe dificuldade na colocação da coroa nestes dentes. Pode levar à inclinação da coroa ou a coroa pode ser colocada mais alta em oclusão na face vestibular nos casos em que há ausência de parede lingual.

5. Doente com alergia conhecida ao níquel:[15] Em doentes alérgicos ao níquel, a utilização de SSC demonstrou ter efeitos secundários como dermatite de contacto alérgica. Para evitar estas consequências, as restaurações com SSC devem ser evitadas nestes doentes.

ARMAMENTARIUM[10]

Para a preparação dos dentes:

1. Armamento para diques de borracha

2. Diamante com forma de chama n.º 169L ou 69L F.G. [Friction Grip]

3. Brocas redondas n.º 6 tipo trinco

4. Carboneto de tungsténio n.º 330 F.G [Friction Grip]

5. Diamante cónico F.G. [Friction Grip]

Para adaptação / acabamento de coroas:

- N.º .114 Alicate de contorno Johnson

- Alicate de pontas esféricas e de encaixe nº .112

- N.º .137 Alicate de Gordon para contorno

- Alicate de coroa de engaste n.º .800-417 [Unitek Corp]

- N.º .110 Alicate de Howe

- Tesouras para coroas e pontes

- Escaladores ou instrumentos afiados

- Rodas de polimento ásperas ou branqueadoras

- Pedra verde/pedra sem calor

- Roda de arame

Para cimentação de coroas:

- Placa de vidro/almofada de papel

- Espátula/ Espátula de ágata

- Fio dentário

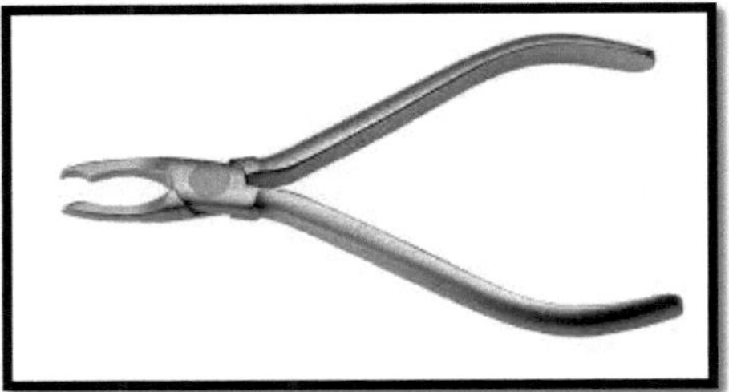

Fig 4: Alicate de contorno Johnson n.º 114

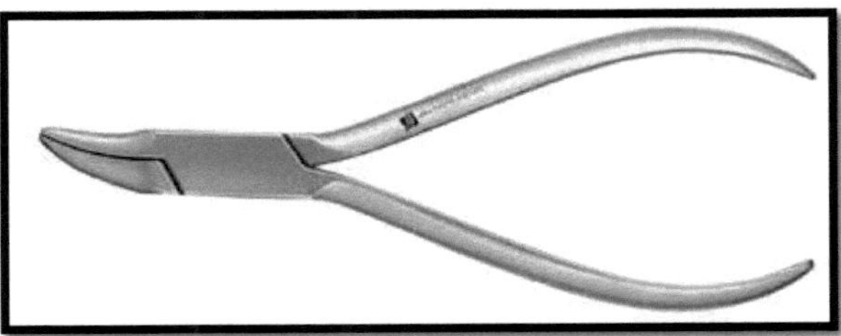

Fig. 5: Alicate de contorno Gordon n.º 137

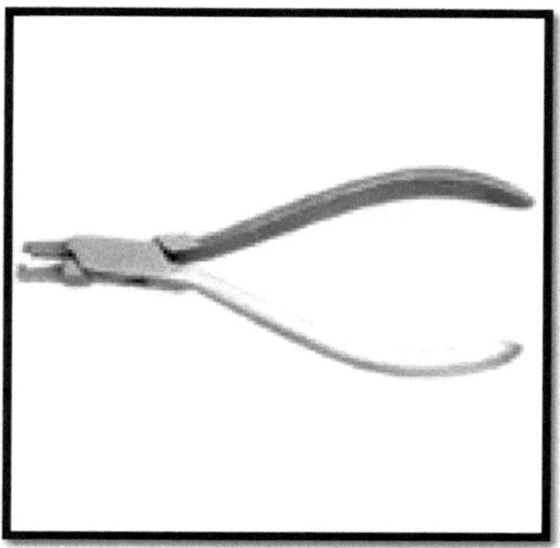

Fig. 6: Alicate de engaste de coroa n.º 800-417

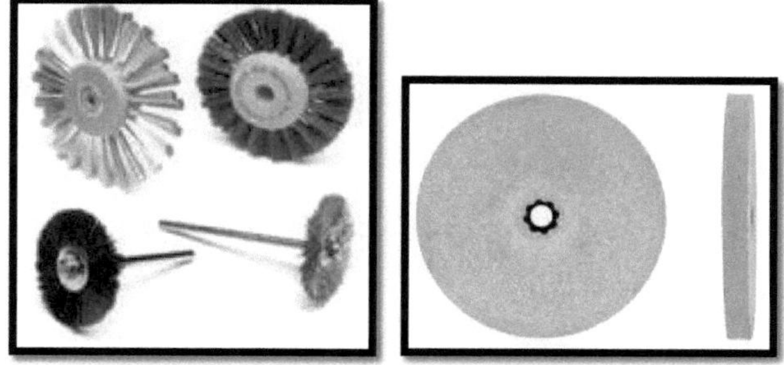

Fig 7: Fio de acabamento e brocas sem calor

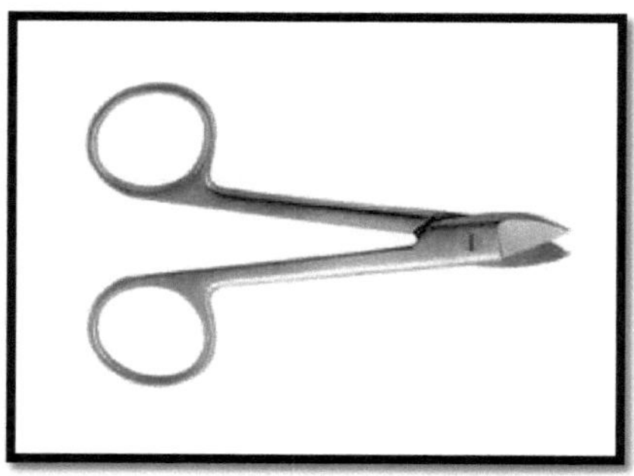

COROAS DE AÇO INOXIDÁVEL PARA DENTES POSTERIORES PRIMÁRIOS

Os dentes decíduos posteriores são comumente cariados devido ao alojamento de alimentos nas fossas e fissuras do dente, bem como nas regiões proximais, levando a lesões cariosas extensas. Devido à presença de grandes câmaras pulpares nos dentes decíduos, estas lesões cariosas resultam em envolvimento pulpar. Após a terapia pulpar, estes dentes tornam-se frágeis e propensos à fratura. Uma restauração de cobertura total ajudará a manter esses dentes intactos na cavidade oral.

As coroas habitualmente utilizadas para a restauração dos dentes decíduos posteriores são as coroas de aço inoxidável, seguidas das coroas de aço inoxidável pré-fabricadas e das coroas de zircónio.

PROCEDIMENTO CLÍNICO PARA SSC:

SELECÇÃO DE CASOS

A seleção do caso é o passo principal em qualquer procedimento de tratamento. Os seguintes factores devem ser considerados antes de iniciar o tratamento.[13]

Idade dentária do paciente:

A idade dentária é registada tendo em consideração o desenvolvimento da raiz do dente subjacente. Quando é previsível que um dente primário esfolie no prazo de 1 ano ou 2 anos[16] de restauração, pode ser feita uma restauração de cimento de ionómero de vidro seguida da colocação de uma coroa de aço inoxidável, caso a terapia pulpar não esteja indicada.

Cooperação do paciente:

Se a criança for incapaz de cooperar, tiver uma deficiência mental/física ou for pré-cooperativa, pode ser necessário considerar a anestesia geral. É difícil verificar a oclusão correcta, pelo que é aconselhável manter a coroa de aço inoxidável ao nível ou ligeiramente abaixo do nível oclusal do dente adjacente.[17]

Motivação dos pais:

A negligência dentária dos prestadores de cuidados ou dos pais afecta a qualidade do tratamento dos seus filhos. A motivação dos pais ajuda a melhorar a qualidade de vida relacionada com a saúde oral dos seus filhos, o que, por sua vez, tem um efeito positivo na sua saúde e bem-estar gerais.[17]

Crianças medicamente comprometidas/incapacitadas:

As crianças que sofrem especialmente de doenças cardíacas correm o risco de contrair endocardite infecciosa e devem ser protegidas com antibióticos profilácticos para evitar qualquer lesão subgengival durante a preparação dos dentes. Durante o tratamento de crianças com distúrbios hemorrágicos ou leucemia, a hemorragia excessiva pode ser evitada através da utilização de anticoagulantes.[17]

SELECÇÃO DE COROAS:

O tamanho correto da coroa pode ser selecionado antes da preparação do dente, medindo a dimensão mesio-distal do dente a ser restaurado, podendo ser utilizado para este efeito o calibre de Boleys. Esta medição pode ser correlacionada com os tamanhos das coroas de aço inoxidável disponíveis e a coroa adequada pode ser selecionada para o dente. Se a coroa não for selecionada antes da redução do dente, após a redução do dente pode ser selecionada como procedimento de tentativa e erro que aproxima as larguras mesio-distais da coroa. Deve ser escolhida a coroa mais pequena que cubra completamente a preparação.

Três considerações principais na seleção das coroas de aço inoxidável adequadas são:

a) Diâmetro mesio-distal adequado

b) Resistência ligeira ao assento

c) Altura oclusal correcta[10].

As coroas de aço inoxidável habitualmente utilizadas são as coroas 3M ESPE. As dimensões das coroas de aço inoxidável da 3M ESPE são as seguintes:-[18]

	Dimensão do dente	Mesiodistal (mm)	Diâmetro labiolingual (mm)	Comprimento oclusocervical (mm)
	D2	7.4	6.2	4.7
	D3	8.1	6.6	5.0
	D4	8.5	6.9	5.4
	D5	8.9	7.2	5.6
Mandibular	D6	9.2	7.7	6.0

	Dimensão do dente	Mesiodistal (mm)	Diâmetro labiolingual (mm)	Comprimento oclusocervical (mm)
	E2	9.4	8.3	5.6
	E3	9.7	8.8	6.0
	E4	10.1	9.1	6.3
	E5	10.6	9.6	6.6
	E6	11.0	10.0	6.9
	D2	6.4	7.1	4.9
	D3	6.9	7.6	5.2
	D4	7.3	8.0	5.4
	D5	7.8	8.4	5.9
Maxilar	D6	8.3	8.7	6.1
	E2	9.0	9.6	5.7
	E3	9.3	10.0	6.0
	E4	9.6	10.3	6.3
	E5	10.0	10.8	6.5
	E6	10.4	11.0	6.8

Tabela 1: Dimensões das coroas de aço inoxidável da 3M ESPE

PREPARAÇÃO DOS DENTES:

Antes da preparação dos dentes, a avaliação pré-operatória da oclusão é efectuada da seguinte forma:

1) As impressões das arcadas dentárias superior e inferior são efectuadas com alginato.

2) Os moldes são vazados com pedra dentária

3) A linha média dentária e a relação da fossa da cúspide são marcadas bilateralmente.

Anestesia:

Constantine Oulis (1999)[19] afirmou que, na arcada mandibular, a utilização da técnica de infiltração é eficaz e fiável para a colocação de uma coroa de aço inoxidável. Na maxila, uma infiltração na face vestibular do dente é suficiente para colocar a coroa de aço inoxidável. Se for planeada uma terapia pulpar, a infiltração é feita tanto na face vestibular como na face palatina do dente.

Isolamento:

A utilização de um dique de borracha é obrigatória e, quando não for possível utilizar um dique de borracha, como no caso dos dentes terminais da arcada, deve ser utilizado um rolo de algodão mantido em posição por um retentor de rolo de algodão durante a adaptação da coroa para evitar uma possível aspiração ou ingestão. Deve ser utilizado um dique de borracha na preparação de um dente para uma coroa de aço inoxidável pelas seguintes razões

-para proteger os tecidos circundantes.

-para melhorar a visibilidade e a eficiência

-para gerir melhor o comportamento.

-Para evitar a ingestão da coroa de aço inoxidável durante a prova.

O dique de borracha pode ser alterado cortando a borracha interproximal para evitar cortar o dique com instrumentos rotativos. Também podem ser utilizadas cunhas para proteger o dique e o tecido. Os métodos alternativos são:

a) "Técnica da calha", em que uma série de quatro a cinco orifícios são perfurados sobrepostos uns aos outros para formar uma calha[2] ou para perfurar um orifício grande e colocá-lo sobre o dente mais posterior ao dente que recebe a coroa de aço inoxidável.

b) A "técnica da fenda" também pode ser utilizada para isolar vários dentes. Em vez de perfurar vários orifícios, o operador pode perfurar dois orifícios com $/^1{}_2$ polegadas de distância e fazer uma fenda entre os dois orifícios. Isto é usado para isolar dentes anteriores sem o uso de grampo e é útil em casos de estrutura de coroa insuficiente.[16]

Redução de dentes:

Os objectivos da redução dentária são:[17]

- Para remover as cáries

- Para proporcionar espaço suficiente para a coroa de aço

- Para manter uma estrutura dentária suficiente para a retenção da coroa

Redução oclusal:

Humphrey [1950] [20] recomendou que as cúspides fossem reduzidas e, se necessário, que os quatro lados do dente fossem reduzidos. Deve ser deixada a maior quantidade possível de estrutura dentária para retenção. **Rapp [1966]**[4] recomendou a redução oclusal até que a altura do preparo seja de aproximadamente 4 mm a partir da margem gengival. **Mink e Bennet [1968]**[3] sugeriram uma redução uniforme de 1 a 1,5 mm usando uma broca de 1 mm. **Kennedy [1976][21]** afirmou que a redução oclusal deve ser de 1,5 a 2 mm. **Pinkham [1999]**Error! Bookmark not defined. recomenda uma preparação oclusal de 1 a 1,5 m

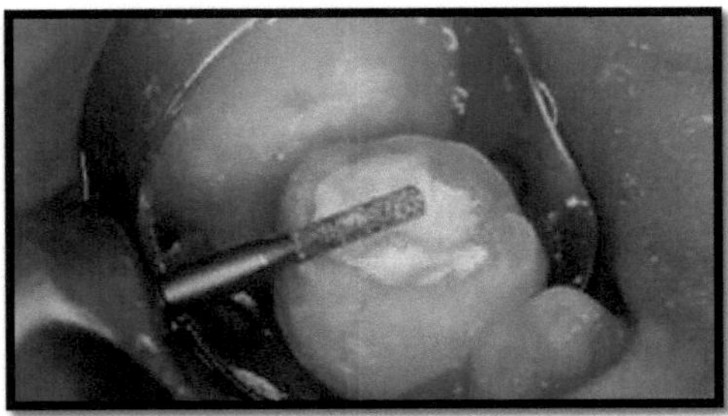

Fig. 9: Redução oclusal

Deve ser utilizada uma broca 69L ou 169L para reduzir a superfície oclusal em 1,5 mm a 2 mm[6]seguindo o contorno da cúspide e mantendo o contorno original das cúspides. A redução da superfície oclusal pode ser avaliada por comparação com a crista marginal dos dentes adjacentes. O sangramento gengival ocorrerá se a redução proximal for feita no passo inicial, dificultando o diagnóstico de pequena exposição pulpar.**Error! Bookmark not defined.** Assim, recomenda-se, como passo inicial, a redução oclusal seguida da remoção de qualquer lesão cariosa. Posteriormente, realiza-se a terapia pulpar necessária.

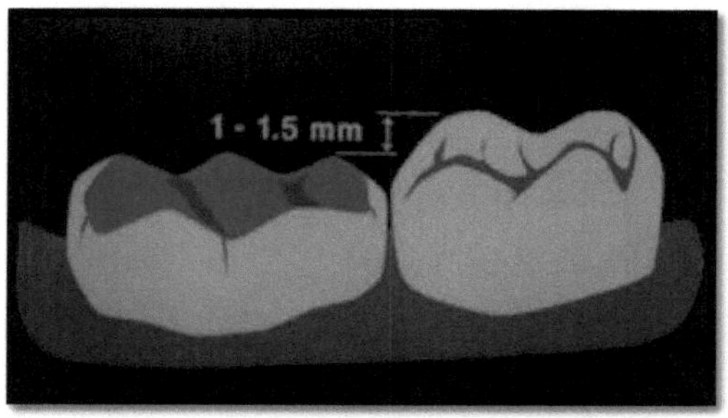

Fig 10: Redução proximal

Redução proximal:[4]

Muitas das dificuldades encontradas na colocação de uma coroa de aço inoxidável resultam da tentativa de encaixar uma forma de coroa redonda ou oval sobre uma preparação de dente retangular. Irregularidades, saliências e ângulos agudos na circunferência do dente preparado impedem que a forma da coroa seja colocada corretamente. O princípio primário para a adaptação das coroas de aço é fazer com que a preparação do dente se adapte à forma da coroa, em vez de tentar fazer com que a coroa se adapte à preparação do dente. Verifica-se que as coroas de todos os fabricantes são de certa forma ovais e romboidais, conformando-se com a forma romboidais do dente primário. Assim, ao efetuar a redução interproximal, deve ter-se o cuidado de manter essa forma na preparação. Começando na lingual e seguindo o contorno da superfície proximal do dente, pode conseguir-se uma redução uniforme da superfície e a manutenção da forma romboide. Fazer um corte também ajuda a eliminar a saliência interproximal, que parece ser a complicação mais comum na restauração do dente com a coroa. Começar o corte na crista marginal com a broca cónica fissurada nº 69L ou 169L não só resultará na formação frequente de saliência, mas também irá rapidamente embotar e desgastar a broca. A redução proximal é verificada passando um explorador pelas superfícies proximais. Se for sentida qualquer obstrução, é indicada a utilização da broca de fissura cónica 169L. Também se deve ter cuidado ao efetuar o corte proximal quando o dique de borracha está colocado. **Randell et al (2002)** sugeriu que a colocação de uma cunha de madeira antes de iniciar a preparação do dente ajuda a deprimir a gengiva proximal e o dique de borracha, ajudando assim numa redução proximal eficiente.[9]

Redução vestibular e lingual:

A redução vestibular e lingual parece ser a área mais controversa no preparo dentário. Vários autores têm opiniões divergentes sobre a redução de todo o bojo ou, pelo menos, de uma porção significativa dele, ou permitir que os bojos cervicais vestibular e lingual permaneçam ou reduzir apenas o terço oclusal do preparo.[3] Full CA (1974), Page J (1973) e Das S (1971) sugeriram a preparação das paredes vestibular e lingual para produzir um bisel longo com inclinação gengival para facilitar a colocação da coroa.[9] Mink e Bennett (1968), Hinding (1976), Nash (1981), Brook (1982) recomendaram que fosse efectuada uma preparação mínima ou inexistente nas faces vestibular e lingual da coroa do dente, a menos que exista uma convexidade pronunciada do esmalte e, se presente, esta deve ser reduzida apenas numa quantidade limitada.[9] Duggal e Curzon (1989) recomendaram experimentar o tamanho da coroa selecionada antes de efetuar qualquer redução lingual ou vestibular, o que é frequentemente seguido.[9]

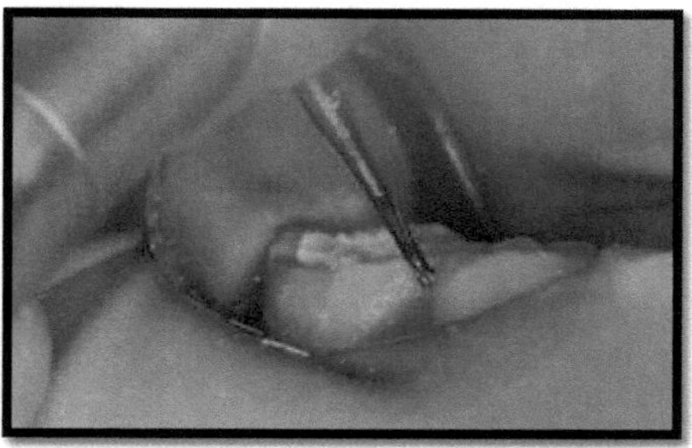

Fig. 11: Biselamento da preparação

Biselagem da preparação

Todos os ângulos de linha devem ser arredondados utilizando o lado da broca de diamante. Os ângulos de linha ocluso-bucal e ocluso-lingual são arredondados segurando a broca num ângulo de 30 - 45 graus em relação à superfície oclusal e varrendo na direção mesio-distal.**Error! Bookmark not defined.**[4].

Critérios de avaliação da preparação dos dentes:[9]

- A folga oclusal deve ser de 1,5 a 2 mm.

- Os cortes proximais convergem para oclusal e lingual, seguindo o contorno proximal normal.[10]

- Um explorador pode ser passado entre o dente preparado e o dente adjacente na margem gengival da preparação.

- As superfícies vestibulares e linguais são reduzidas pelo menos 0,5 mm, terminando a redução numa borda de pena, 0,5 a 1 mm no sulco gengival.

- As superfícies vestibular e lingual convergem ligeiramente para a oclusal

- Todos os ângulos de linha na preparação são arredondados e alisados.

- O terço oclusal das superfícies vestibular e lingual é suavemente arredondado.

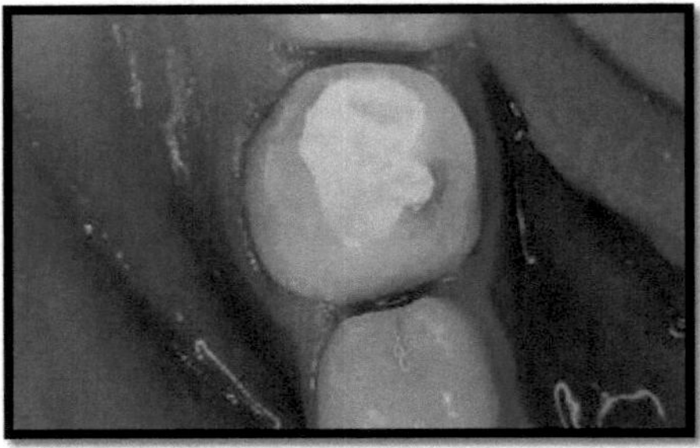

Fig. 12: Preparação dentária concluída

ADAPTAÇÃO DA COROA[10]

Após a conclusão da preparação do dente, a coroa selecionada pode ser experimentada no dente. A coroa é colocada primeiro no lado lingual e rodada no lado vestibular. A coroa deve ajustar-se ao dente com 2 a 3 mm de excesso gengival. As coroas pré-festoonadas e contornadas geralmente requerem apenas uma quantidade mínima de aparagem. Para aparar a coroa, pode utilizar-se um raspador para demarcar a área a aparar, fazendo linhas de risco. As linhas de demarcação na coroa funcionam como orientação para aparar a coroa. Se a coroa for colocada sem ser aparada ou frisada, isso levará a um trauma excessivo do tecido gengival. A coroa é removida do dente preparado, expondo a linha de risco. Com uma tesoura para coroas e pontes, a coroa é cortada 1 mm abaixo da linha de risco, garantindo assim a colocação da coroa subgengival de 1 mm.

Contorno:[10]

O contorno é efectuado para reproduzir o contorno original do dente. A maior parte das coroas atualmente fornecidas são pré-contornadas, mas um contorno mínimo ajuda a melhorar a anatomia e, consequentemente, a retenção e as suas vantagens óbvias. O alicate de contorno No.114Johnson é utilizado para recontornar a coroa. Utiliza-se um alicate de contorno de bola e soquete para contornar as superfícies vestibular e lingual, segurando firmemente a coroa com o alicate e exercendo força do lado oposto da coroa para dobrar o terço gengival da coroa para dentro. A coroa é experimentada no dente. Se houver branqueamento da gengiva, pode ser necessário voltar a experimentar a coroa e recortá-la. Se a coroa ainda não estiver completamente assente, pode ser necessário voltar à etapa de redução oclusal da preparação do dente e reduzir a superfície oclusal em mais 0,5 a 1,0 mm.

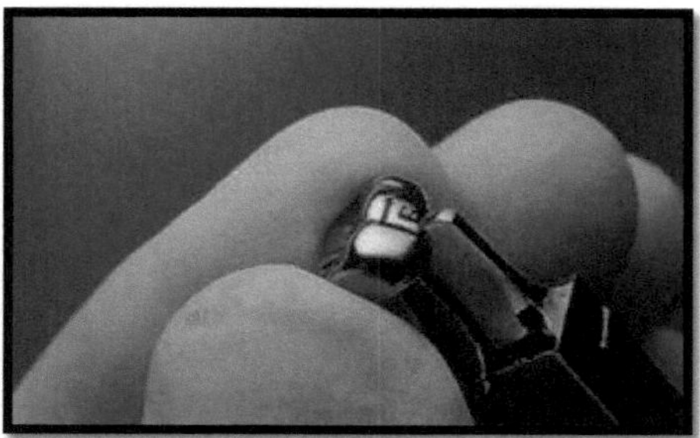

Fig. 13: Crimpagem da coroa

Crimpagem:[10]

A cravação da coroa ajuda a proteger os tecidos moles, a evitar a fuga de cimentos, a prevenir a contaminação e a retenção adequada. Com o alicate de cravar coroas n.º 800-417, as margens são suavemente cravadas. O alicate deve percorrer toda a coroa de forma contínua, sem levantar. Após a conclusão da cravação, verifica-se uma curvatura gradual no terço gengival da coroa. A coroa é novamente testada. A coroa é encaixada na direção lingual para vestibular com uma pressão firme dos dedos. Com um explorador, todas as margens são verificadas quanto à adaptação. A coroa é novamente cravada onde as margens estão abertas. Uma cravação excessiva pode levar à distorção da coroa.

Retenção

Rapp[4] afirmaram que a retenção da restauração da coroa de aço inoxidável tem origem no contacto entre o dente e as margens da coroa. Mink e Bennett[3] afirmaram que não é necessário reduzir as superfícies vestibulares e linguais da coroa, exceto na superfície vestibular do primeiro molar primário inferior ou onde possa estar presente uma proeminente protuberância de esmalte. Esta protuberância irá interferir com a retenção da coroa. De acordo com Humphrey[20] a justificativa para manter essa estrutura dentária protuberante é que ela contribuirá para a retenção da coroa. Yates e Hembree (1978)[22] relataram a resistência à remoção e a dureza do aço utilizado nas coroas Rocky Mountain, Unitek e Ion. Os três tipos de coroas foram festoonados, contornados e adaptados da forma mais semelhante possível. Para avaliar a dureza da coroa e o efeito que o trabalho a frio ou a manipulação tiveram no material de aço, foi cortada uma amostra do metal da superfície lingual das três marcas depois de a coroa ter sido frisada e contornada da forma prescrita. Verificou-se que as coroas Unitek eram mais resistentes à remoção do que as outras duas. Também se registou uma grande variabilidade na amostra Unitek. Concluíram que as coroas Unitek eram mais endurecidas pelo trabalho, o que conduzia a uma maior retenção em comparação com as coroas Rocky Mountain e Ion. Sendo feita de um metal mais macio, a coroa Rocky Mountain necessitava de mais manipulação para endurecer o metal antes da cimentação, de modo a encaixar sobre qualquer protuberância restante para uma retenção adequada. A coroa Unitek parece ser suficientemente macia para encaixar sobre a preparação da coroa recomendada por Mink e Bennett[3] e requer pouca manipulação para além do contorno das superfícies vestibular e lingual. A adaptação da coroa de aço inoxidável depende, em última análise, do tipo de coroa utilizada e do tipo de preparação. As coroas Rocky Mountain e Unitek têm de ser contornadas com um alicate n.º 114 ou n.º 115 para obter os contornos buco-lingualmente correctos e para encaixar a protuberância mantida para retenção cervical.[10] Savide et al (1979)[23] relataram que as preparações não cimentadas demonstraram apenas uma retenção mecânica limitada, mas que após a cimentação os valores de retenção de todas as preparações melhoraram muito e a cimentação ofuscou completamente a retenção mecânica demonstrada no grupo não cimentado. Concluíram que a retenção mecânica não contribui significativamente para a resistência à separação da coroa de aço. Retor et al (1985)[24] referiu dois procedimentos que se pensa serem críticos para obter uma boa retenção.

- Recorte preciso da coroa em relação ao corte inferior da gengiva.
- Adaptação e engaste da coroa ao longo de toda a sua margem gengival

Veerabadhran et al (2012)[25] avaliaram o efeito da ranhura de retenção, do jato de areia e do tipo de cimento na resistência de retenção de coroas de aço inoxidável em segundos molares decíduos. O sulco de retenção foi colocado no terço médio da superfície vestibular do dente horizontalmente e o jato de areia foi feito com óxido de alumínio com um tamanho de partícula de 250 mm. As coroas foram cimentadas com cimento de ionómero de vidro (CIV) ou cimento de ionómero de vidro modificado por resina (CIVMR). Os limites inferior e superior para cada fator foram sem e com colocação de sulco retentivo no dente, GIC e RMGIC, sem e com jato de areia da coroa, segundo molar primário maxilar e mandibular. Os resultados do estudo mostram que as coroas cimentadas com RMGIC's ofereceram uma melhor força de retenção das coroas do que as GIC e as coroas de aço inoxidável que foram cimentadas sem jato de areia mostraram uma força de retenção média mais elevada do que com jato de areia das coroas. A presença de ranhura não influenciou a força de retenção das coroas de aço inoxidável. Pathak et al (2015)[26] avaliaram e compararam o efeito da colocação de ranhuras verticais, jato de areia e utilização de diferentes cimentos de cimentação na retenção de coroas de aço inoxidável (SSCs). Os espécimes foram divididos em Grupo 1 (RelyX U200) e Grupo 2 (Smart Cem2). Os dentes de cada grupo foram subdivididos em Subgrupo A (sem sulcos verticais e sem jato de areia), Subgrupo B (sulcos verticais), Subgrupo C (jato de areia nas coroas) e Subgrupo D (sulcos verticais e jato de areia nas coroas). Concluíram que o RelyX U200 apresentou maior força de retenção do que o Smart Cem2. O jato de areia aumentou a força de retenção, enquanto um sulco vertical não teve efeito significativo na retenção. Assim, o jato de areia da coroa aumenta a retenção da coroa na superfície do dente.

Adaptação final da coroa:[9]

- A coroa deve encaixar no lugar, não deve ser retirada com a pressão dos dedos.
- A coroa deve ficar bem ajustada, de modo a que o dente não balance.
- As forças de deslocação oclusal moderadas na margem não devem deslocar a coroa.
- A coroa corretamente colocada deve corresponder à altura marginal do dente adjacente e não deve rodar sobre o dente.

- A coroa deve estar em oclusão correcta e não deve interferir com a erupção dos dentes adjacentes e opostos.

- As margens da coroa devem estender-se cerca de 1 mm subgengivalmente sem cortar ou branquear a gengiva.

- Não deve haver qualquer abertura entre a coroa e o dente nas margens cervicais.

- As margens da coroa devem estar bem adaptadas ao dente e não devem causar irritação gengival.

- A restauração deve permitir ao paciente manter a higiene oral.

MODIFICAÇÃO DE COROAS DE AÇO INOXIDÁVEL

Mink e Hill (1971)[27] relataram várias formas de modificação da coroa de aço inoxidável quando as coroas pré-formadas (PMC) são demasiado grandes ou demasiado curtas.

Dente de tamanho inferior ou coroa de tamanho superior:

Isto ocorre normalmente quando, devido a uma cárie interproximal de longa duração, se regista uma perda de espaço. Para reduzir a circunferência da coroa, é efectuado um corte em V na superfície vestibular que se estende desde a extremidade cervical até à superfície oclusal. Os bordos do corte são aproximados para se sobreporem uns aos outros, tornando a circunferência da coroa mais pequena. A coroa é experimentada no dente e a quantidade de sobreposição necessária é marcada na coroa. Os bordos sobrepostos são então soldados por pontos. A coroa é polida com uma roda de borracha e abrasivos finos.

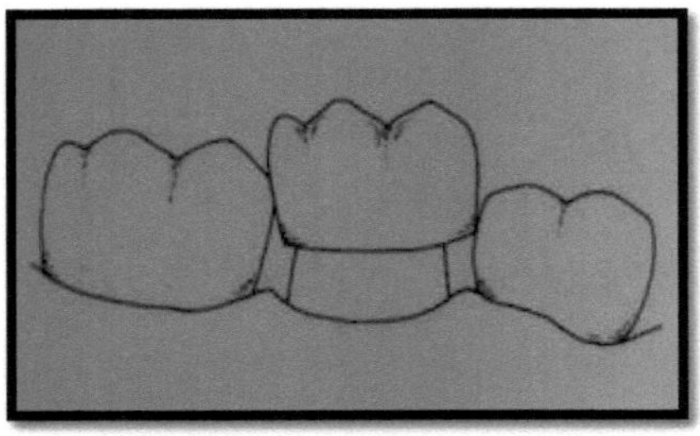

Fig. 14: Coroa de grandes dimensões

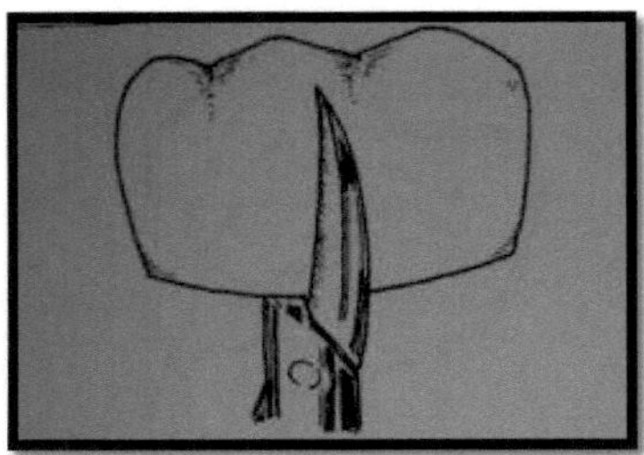

Fig. 15: A coroa é cortada na superfície vestibular/lingual

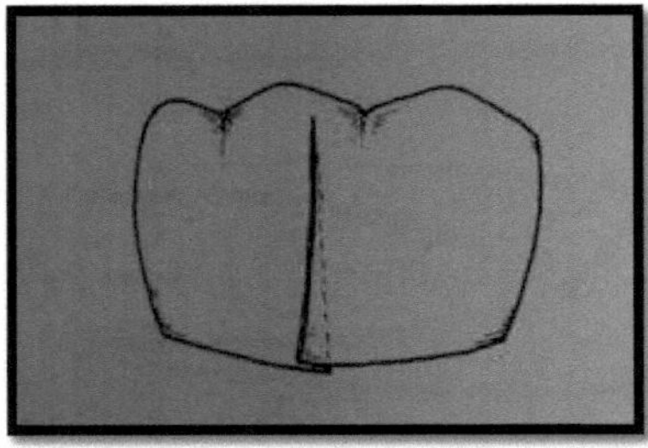

Fig. 16: As arestas cortadas são reaproximadas

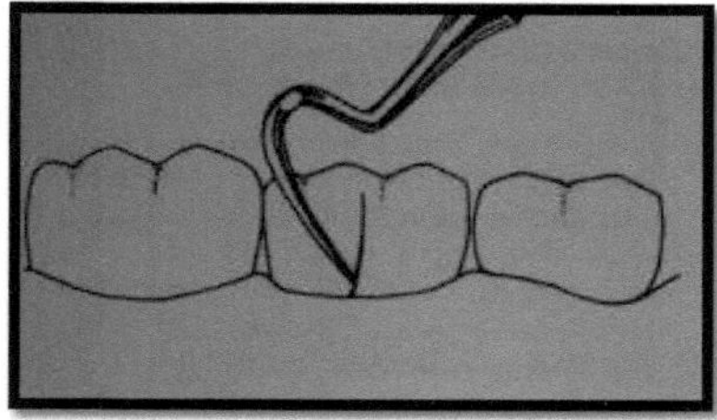

Fig. 17: A coroa é novamente colocada no dente

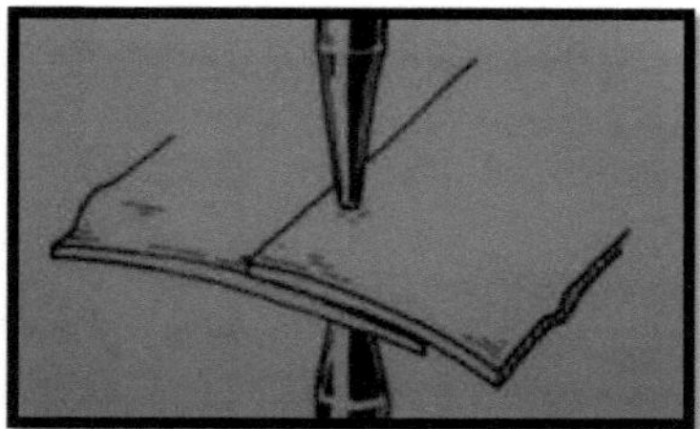

Fig. 18: As arestas sobrepostas são soldadas por pontos

Dente de tamanho excessivo ou coroa de tamanho insuficiente:

Quando o tamanho do dente é maior do que o tamanho da coroa, nesses casos, é feito um corte em V na coroa, seguido da separação das bordas, conforme necessário. Um pedaço de material de banda ortodôntica de 0,004 polegadas é soldado através da superfície cortada. A coroa é contornada com um alicate nº 114 e é novamente experimentada no dente. Segue-se a aplicação da solda para preencher quaisquer deficiências microscópicas na vedação e o polimento da coroa soldada.

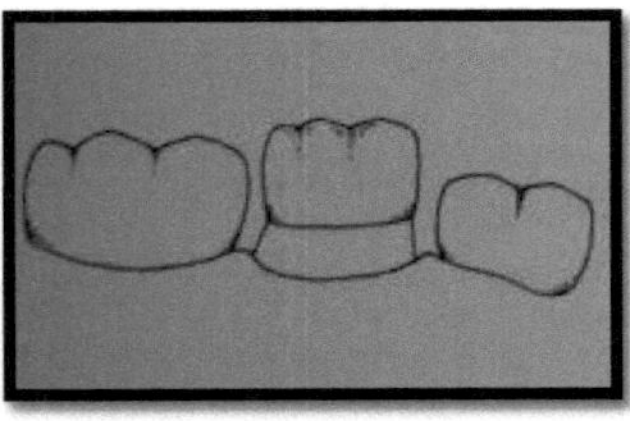

Fig. 19: A coroa é experimentada no dente

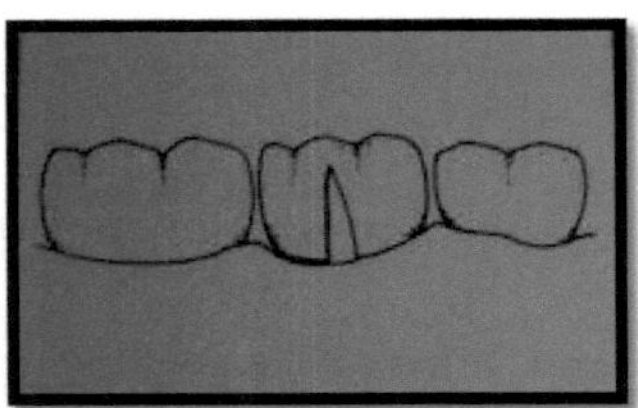

Fig. 20: É efectuado um corte em V na coroa

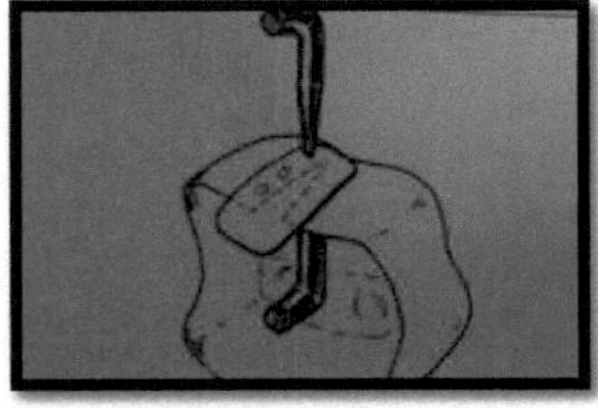

Fig. 21: Tira de material soldada sobre corte

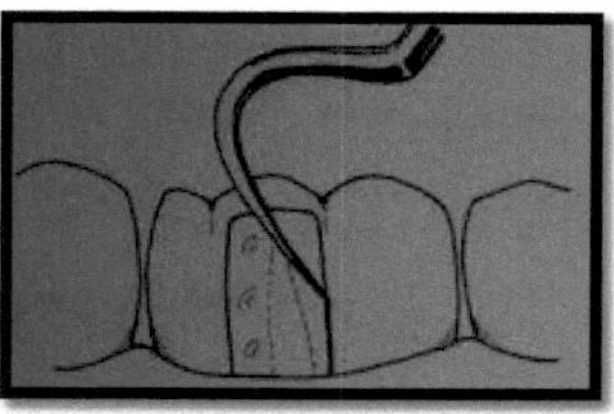

Fig. 22: Arranhão na coroa

Cáries subgengivais profundas:

Para a restauração de dentes com cáries subgengivais profundas, uma abordagem é completar qualquer tratamento pulpar indicado e depois restaurar a preparação da cavidade com amálgama de prata. A amálgama de prata é agora considerada como um substituto da estrutura dentária. As áreas proximais são cortadas como na preparação de rotina da coroa. A coroa de aço inoxidável é adaptada com amálgama substituindo a estrutura dentária na linha de acabamento interproximal. Outro método consiste em soldar um pedaço de banda ortodôntica onde a coroa é deficiente. Com o uso de uma tesoura, o excesso de material da banda pode ser cortado. Agora a coroa pode ser contornada com o alicate nº 114 e mais tarde polida com rodas de borracha.

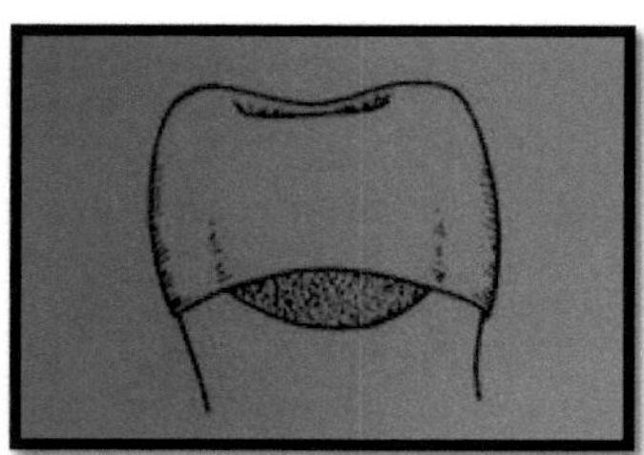

Fig. 23: Cárie que se estende para além da coroa

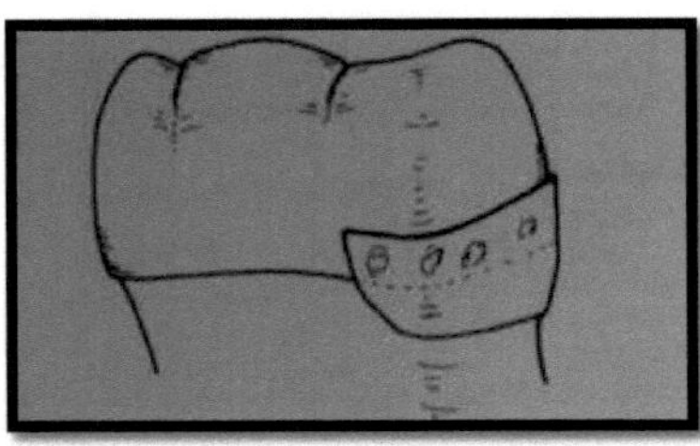

Fig. 24: Uma extensão soldada na coroa

Contacto aberto:

Se não for estabelecida uma área de contacto interproximal estreita [exceto para os espaços primatas], isso resultará no alojamento de alimentos, no aumento da retenção de placa bacteriana e na gengivite subsequente. Este problema pode ser resolvido através da seleção de uma coroa maior ou de um contorno interproximal exagerado que pode ser obtido com um alicate 112 [bola e encaixe] para estabelecer um contacto estreito. O contorno interproximal também pode ser modificado através da adição de solda.

Coroas em dentes adjacentes:

Os seguintes pontos devem ser considerados durante a preparação dos dentes para coroas adjacentes de aço inoxidável. A redução oclusal de um dente é completada antes de se iniciar a redução oclusal do outro dente, porque há uma tendência para sub-reduzir ambos, quando a redução em ambos os dentes é efectuada simultaneamente. As superfícies proximais adjacentes dos dentes a restaurar são mais reduzidas quando são colocadas duas coroas adjacentes. A maior redução ajudará na colocação fácil das coroas juntamente com a aproximação interproximal. Ambas as coroas são aparadas, contornadas e preparadas para cimentação simultaneamente para permitir ajustes nos espaços interproximais e estabelecer áreas de contacto adequadas. Para obter estes ajustes, a coroa do dente mais distal é adaptada e assente primeiro, seguindo-se a adaptação da coroa mesial.

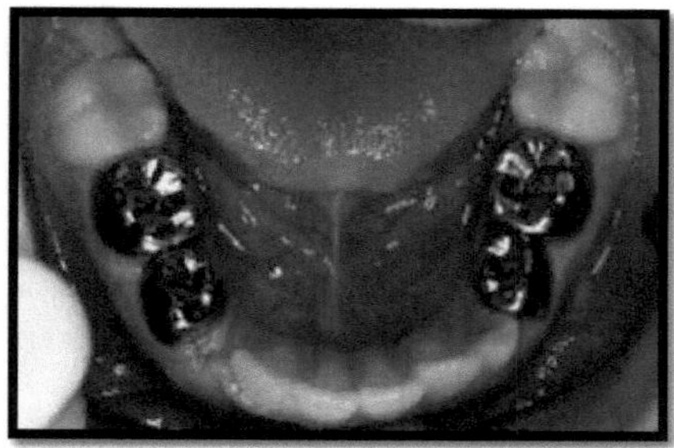

Fig. 25: Coroas em dentes adjacentes

Coroa em zona de perda de espaço:

Quando existe uma cárie proximal extensa e de longa duração, ocorre perda de espaço. Como resultado, a coroa necessária para encaixar sobre as dimensões buco-linguais será demasiado larga do que mesio-distal e a coroa selecionada para encaixar mesio-distalmente será demasiado pequena em circunferência.[10] É selecionada uma coroa maior que se adapta à maior convexidade do dente. A largura mesiodistal é reduzida agarrando a crista marginal da coroa com o alicate Howe e apertando a coroa. As paredes proximal, vestibular e lingual da coroa são recontornadas com o alicate nº 137 ou 114. No caso de ser difícil colocar uma coroa maior, pode ser feita uma redução adicional da superfície vestibular e lingual do dente e pode ser selecionada uma coroa de tamanho mais pequeno.

A técnica de Hall:

Innes N (2007)[28] recomendou a Técnica de Hall. Este é um método simplificado de tratamento de molares decíduos cariados, utilizando coroas metálicas pré-formadas (PMC) cimentadas sem anestesia local, remoção de cáries ou preparação do dente. A técnica de Hall abraça a mudança de conceitos de gestão da cárie dentária, passando do dogma que exige a sua remoção cirúrgica completa, mesmo à custa do tamanho da cavidade e da saúde pulpar, para a compreensão de que a cárie na dentina pode ser retardada, detida e possivelmente até revertida num ambiente meticulosamente selado.

Seleção de casos:[29]

Com uma seleção de casos adequada, a Técnica de Hall pode ser uma estratégia de gestão eficaz para molares decíduos cariados. A Técnica de Hall não se adequa a todos os dentistas, a todas as crianças ou a todos os molares decíduos cariados dessa criança. Tal como acontece com qualquer decisão de tratamento, os médicos devem usar o seu próprio discernimento clínico para decidir qual o método adequado para o seu paciente e dentro das suas próprias capacidades clínicas para o executar, com o consentimento do paciente e dos pais, antes de executar esse tratamento.

Indicações:[29]

- Cáries proximais cavitadas ou não cavitadas

-Lesões oclusais não cavitadas se o paciente não puder aceitar um selante de fissuras ou uma restauração convencional

-Cáries oclusais se o paciente não puder aceitar a técnica de remoção parcial de cáries ou uma restauração convencional

Contra-indicações:[29]

-Sinais ou sintomas de pulpite irreversível ou sépsis dentária

-Sinais clínicos ou radiográficos de envolvimento pulpar ou patologia peri-radicular

-Coroas com perda de material dentário que seriam consideradas não restauráveis com técnicas convencionais

Esta técnica é inovadora em dois aspectos:

-As coroas são cimentadas no local sem qualquer preparação dos dentes ou anestesia local

O tecido dentário cariado não é removido, mas selado na cimentação dentária do PMC, isolando-o assim do resto da boca.

Técnica de colocação de SSC com a técnica de Hall:[29]

Avaliação da forma do dente, dos pontos de contacto e da oclusão:

1) Pontos de contacto apertados e sua gestão com separadores:

As coroas Hall podem muitas vezes ser colocadas com sucesso em molares decíduos que estão em contacto com dentes adjacentes, uma vez que existe alguma elasticidade no ligamento periodontal que pode absorver o deslocamento necessário para colocar a coroa. No entanto, muito depende da vontade da criança de morder a coroa no lugar e da forma do ponto de contacto. Alguns dentes têm pontos de contacto muito largos, o que pode dificultar a colocação da coroa. Nestes casos, a colocação de separadores ortodônticos através dos contactos mesial e distal pode ser útil na colocação de coroas com a Técnica de Hall, embora o paciente tenha de fazer uma segunda visita. O separador pode ser colocado com a pinça de colocação de separadores. O paciente é visto 3 a 5 dias depois para remoção do separador. Se o separador parecer ter caído, a área interproximal da gengiva deve ser inspeccionada para verificar se o separador não se deslocou para baixo do ponto de contacto. Os separadores são normalmente de cores vivas para facilitar este controlo.

2) Morfologia da copa e quebra da crista marginal:

Muitas vezes, quando há uma rutura da crista marginal num molar, pode haver migração do molar adjacente para a área cavitada. Se as paredes do dente em falta forem imaginadas, ver-se-á que se sobrepõem. Isto pode dificultar a colocação de uma coroa Hall sem efetuar alguns ajustes no próprio dente ou na coroa.

Proteção das vias respiratórias:

Também é importante, antes da colocação da coroa, assegurar que não há perigo de a criança inalar ou engolir uma coroa solta. Isto é mais facilmente conseguido sentando a criança na vertical. No entanto, para os dentes superiores, trabalhar com a criança sentada na vertical significa que a posição óptima de trabalho do operador tem de ser comprometida. Para os dentes mandibulares, o operador pode simplesmente mover-se para a frente ou para o lado da criança. Existem outras formas de proteger as vias respiratórias. Um quadrado de gaze pode ser colocado entre a língua e o dente onde a coroa vai ser colocada. Em alternativa, pode ser utilizado um pedaço de fita Micropore, dobrado sobre si próprio numa parte do seu comprimento, para fixar a coroa.

Seleção do tamanho da coroa:

A coroa é selecionada pelo método de tentativa e erro. É selecionada a coroa que cobre todas as cúspides e se aproxima dos pontos de contacto, com uma ligeira sensação de "retorno". O objetivo é colocar o tamanho de coroa mais pequeno possível. O sobredimensionamento da coroa pode aumentar o risco de impactação do primeiro molar mais tarde, nos casos em que o molar permanente ainda não tenha irrompido.

Colocar a coroa com cimento:

Após a prova, a coroa é seca, utilizando a extremidade de um rolo de algodão. A coroa é generosamente carregada (deve estar pelo menos dois terços cheia) com um cimento de ionómero de vidro. A coroa é colocada sobre o dente. O assentamento da coroa pode ser efectuado através de um dos dois métodos seguintes:

a) o médico assenta a coroa por pressão do dedo

b) a criança senta a coroa mordendo-a

Assim que a coroa é colocada, deve pedir-se à criança que abra para permitir a verificação da posição da coroa e para limpar o excesso de cimento. Com qualquer uma das técnicas, o excesso de cimento será expelido das margens da coroa, e o sabor deste pode perturbar as crianças. Se tiver sido utilizada uma compressa de gaze para proteger as vias respiratórias, esta pode ser utilizada para limpar o excesso de cimento do lado lingual/palatino do dente enquanto este está a ser removido. Se for óbvio que a coroa não assentou, e a pressão dos dedos não a conseguir assentar, então deve ser removida imediatamente com a escavadora grande. Se a coroa estiver a assentar satisfatoriamente, deve pedir-se à criança que morda firmemente a coroa durante 2-3 minutos ou, em alternativa, a coroa deve ser mantida com uma pressão firme dos dedos. Muitas vezes, a coroa assenta um pouco mais, exprimindo mais cimento. Isto deve-se à pressão exercida pelos dentes adjacentes para acomodar a coroa. É importante manter uma pressão firme sobre a coroa até que o cimento assente, uma vez que as coroas podem recuar um pouco, sugando o cimento das margens e potencialmente causando rupturas no selamento.[29]

Apuramento final do cimento:

Verifica-se a oclusão e a descarga do cimento. O excesso de cimento é removido com fio dental entre os contactos. O branqueamento desaparece normalmente em poucos minutos. A discrepância oclusal, se existir, deve desaparecer em poucas semanas. O grau de abertura da mordida é medido. Se for excessiva, a parte oclusal da coroa é removida com uma peça de mão de alta velocidade, de modo a ficar semelhante a uma banda ortodôntica. A relação vestibular do dente coroado é verificada com o dente oposto. No caso de se notar uma mordida levantada, o paciente é chamado e avaliado. Se a mordida elevada persistir, é aconselhável remover a coroa.[29] Innes N (2006)[13] investigou a sobrevivência de 978 dentes decíduos cariados tratados com a técnica de Hall. Concluíram que as restaurações com a técnica de Hall colocadas em molares decíduos com cárie clinicamente na dentina, por um único operador na prática dentária geral, têm uma taxa de sucesso semelhante a outras técnicas convencionais de colocação de coroas ou restauração com cimentos. Recomendaram uma avaliação adicional através de um ensaio clínico prospetivo de controlo aleatório antes da sua utilização clínica geral. Innes N (2007)[28] concluiu que a técnica de Hall era preferida às restaurações convencionais pela maioria das crianças, cuidadores e dentistas gerais. Após dois anos, os PMCs Hall mostraram resultados mais favoráveis para a saúde pulpar e longevidade da restauração do que as restaurações convencionais utilizando ionómero de vidro, amálgama dentária, compósito ou compómero. A técnica Hall parece oferecer uma opção de tratamento eficaz para dentes molares decíduos cariados. Van der Lee et al (2010)[30] investigaram a medida de propping, ou interferência oclusal e abertura da mordida após a colocação de coroas metálicas pré-formadas (PMC) utilizando a técnica Hall e o número de dias necessários para a resolução da mordida aberta. Os autores concluíram que, após a colocação de coroas metálicas pré-formadas utilizando a técnica de Hall, a oclusão regressa à situação anterior ao tratamento no prazo de 15 a 30 dias. Após 30 dias, o comprimento da coroa do molar com uma coroa metálica pré-formada, bem como o molar da arcada oposta, foram significativamente reduzidos. O equilíbrio da oclusão foi causado pela intrusão do molar com PMC e dos molares antagonistas. Dean et al (2011)[31] avaliaram o conhecimento atual, a utilização e a opinião sobre a técnica de Hall como uma opção de restauração para molares primários na medicina dentária geral escocesa (MGD); e para identificar as preferências por métodos de formação adicional, se desejado, para aqueles que não utilizam atualmente a técnica. Concluíram que, dos médicos dentistas na Escócia que responderam ao questionário, um número inesperadamente elevado já utilizava a técnica de Hall na sua prática e, entre os que não a utilizavam atualmente, havia uma procura de formação. Innes et al (2011)[12] compararam as taxas de insucesso clínico/radiográfico da TH com as restaurações padrão (controlo) dos médicos dentistas. A técnica de restauração selecionada pelo médico dentista estava de acordo com os requisitos do caso. Concluíram que o selamento de cáries pela técnica de Hall superou, clínica e estatisticamente, de forma significativa, as restaurações padrão dos médicos dentistas a longo prazo. Nainar

(2012)[32] questionou o sucesso das coroas da técnica Hall na prática dentária pediátrica pelos médicos dentistas pediátricos. Avaliou criticamente o ensaio clínico aleatório e identificou 2 questões que prejudicam a validade das conclusões do estudo: (1) restaurações de controlo; e (2) avaliação dos resultados. A revisão da literatura mostrou evidências inconclusivas e, por conseguinte, afirmou que a técnica não deve ser utilizada na prática clínica. Ludwig K (2014)[33] mostrou que a sobrevivência da restauração é elevada para a SSC fornecida por uma preparação tradicional de acordo com Mink (1968) e a técnica de Hall por um dentista pediátrico em ambiente privado. Santamaria (2014)[34] concluiu que a técnica de Hall foi mais bem-sucedida clinicamente do que a remoção completa de cáries após 1 ano, enquanto a análise em pares mostrou resultados comparáveis para o sucesso do tratamento entre a técnica de Hall e a remoção completa de cáries. Erdemci et al (2014)[35] investigaram a microinfiltração e as discrepâncias marginais em coroas de aço inoxidável (SSCs) colocadas utilizando técnicas convencionais e Hall e cimentadas com três agentes de cimentação diferentes, nomeadamente - GIC tipo II convencional, material de resina acrílica e cimento de policarboxilato. As coroas de aço inoxidável colocadas utilizando a técnica Hall apresentaram pontuações de microinfiltração mais elevadas do que as colocadas utilizando a técnica convencional, independentemente do material de cimentação. Quando a interação entre o material e a técnica foi avaliada, o cimento de resina apresentou-se como a melhor escolha para minimizar a microinfiltração em ambas as técnicas.

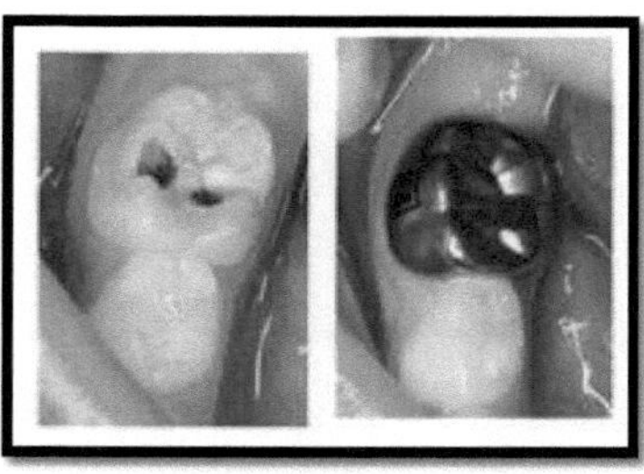

Fig. 26: Coroa colocada pela técnica de Hall

ACABAMENTO DA COROA:

O ajuste de uma coroa através de um corte ou cravação da margem deixará uma superfície rugosa. Para minimizar qualquer probabilidade de corrosão, é importante que estas áreas sejam alisadas e polidas até obterem um brilho elevado. Ao terminar as margens da forma da coroa, é colocado um bisel na superfície externa da margem da coroa à volta de toda a periferia, utilizando uma pedra verde mantida num ângulo de 45^0 em relação à margem. Uma peça de mão de velocidade lenta permite um melhor controlo e produz uma margem de plumagem afiada que pode ser adaptada ao dente preparado na margem gengival. Em seguida, um disco de pedra largo é executado lentamente, em movimentos leves de escovagem, ao longo das margens, em direção ao centro da coroa. Isto aproxima o metal do dente sem reduzir a altura da coroa, melhorando assim a adaptação da coroa. Uma escova de arame pode ser utilizada para polir as margens até obter um brilho elevado. Para dar um brilho fino à coroa, pode ser utilizado um material de polimento fino.

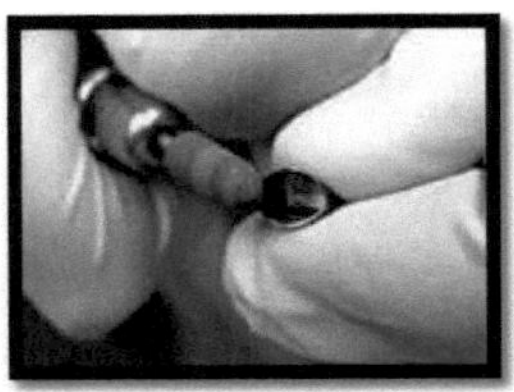

Fig. 27: Acabamento

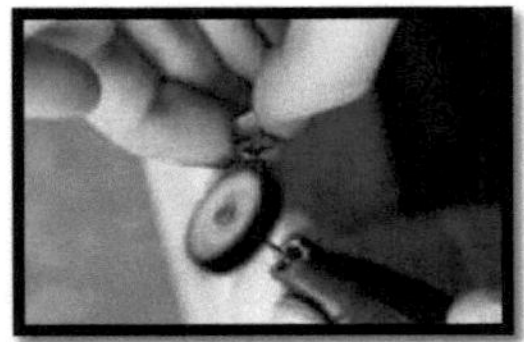

Fig. 28: Polimento

CIMENTAÇÃO DE COROAS

Savide (1985)[23] afirmou que a adaptação cervical da coroa ao dente é o aspeto mais importante na retenção das coroas de aço. Noffsinger D.P. et al (1983)[36] testaram as propriedades de retenção de três cimentos dentários diferentes (óxido de zinco eugenol, policarboxilato e cimento de ionómero de vidro) para a colocação de coroas de aço inoxidável em terceiros molares extraídos. Não foram encontradas diferenças significativas entre as forças de retenção médias globais do cimento de policarboxilato e do cimento de ionómero de vidro. Berg J.H. et al (1988)[37] avaliou a microinfiltração através das margens de coroas de aço inoxidável cimentadas com policarboxilato, fosfato de zinco e cimento de ionómero de vidro. Não se registaram diferenças específicas entre os cimentos na fuga marginal. A quantidade de fuga de cada cimento estabilizou três dias após a colocação da coroa e manteve-se constante durante as 8 semanas do período experimental. Estes resultados mostram que a microinfiltração do cimento de ionómero de vidro não é maior do que a microinfiltração dos cimentos de fosfato de zinco ou de policarboxilato quando utilizados para colocar coroas de aço inoxidável em molares primários.

Zinco:

O zinco é comummente encontrado em medicina dentária através da sua presença em cimentos de óxido de zinco eugenol, policarboxilato de zinco e fosfato de zinco. O zinco (do óxido de zinco) provoca uma ligação de entrancamento, enquanto certos materiais de restauração se ligam à superfície exterior; esta ligação ocorre entre os cimentos de carboxilato e o aço inoxidável, tornando-o o material de eleição para utilização com coroas de aço. ,[3839] .

Óxido de zinco eugenol

De acordo com Phillips (1968)[40] os cimentos de óxido de zinco e eugenol são há muito reconhecidos pela sua brancura para a polpa. O cimento é um composto de partículas de óxido de zinco não reagido e eugenol rodeado e mantido junto com o produto da reação, o eugenolato de zinco. A desvantagem deste cimento é a sua resistência comparativamente baixa e a sua elevada solubilidade nos fluidos orais. No entanto, algumas marcas de maior resistência têm sido utilizadas com sucesso na cimentação de coroas de aço. A necessidade ocasional de re-cimentação é contrabalançada pela aceitação da polpa. É o menos irritante para a polpa de todos os cimentos dentários. A resistência destes cimentos não modificados foi consideravelmente melhorada pela adição de resinas sintéticas ou quartzo ao pó e de ácido etoxibenzóico ao líquido. Embora a resistência à compressão seja aumentada de (2000 para 15.000 psi), a solubilidade, medida por imersão em água, aumenta até quatro vezes.[4142] . No entanto, estes cimentos melhorados - Fynal e IRM (L.D.Caulk Co.) e Opotow EBA Alumina (Teledyne Corp.) são preferidos por alguns pedodontistas para a cimentação de coroas de aço inoxidável. Shiflett (1997)[43] estudou a microinfiltração de vários cimentos utilizados para a cimentação de coroas de aço inoxidável e referiu que a microinfiltração com óxido de zinco eugenol (Fynal) foi maior em comparação com os cimentos de ionómero de vidro e de policarboxilato.

Cimento de fosfato de zinco:

A mistura de óxido de zinco com ácido fosfórico forma o cimento de fosfato de zinco. O cimento serve principalmente para cimentar ou bloquear mecanicamente uma restauração, preenchendo espaços vazios e defeitos. É utilizado principalmente com bandas de aço inoxidável para manter o espaço. Os cimentos de fosfato de zinco são facilmente manuseados e manipulados e têm muitos anos de utilização clínica.[10] Matthewson (1974)[10] afirmou que o cimento de fosfato de zinco foi considerado a melhor escolha entre o policarboxilato, o fosfato de zinco, o óxido de zinco modificado com eugenol e o cimento de ionómero de vidro utilizados para a cimentação final de coroas de aço inoxidável. Munjal et al (2013)[44] compararam o RMGIC, o fosfato de zinco e o cimento resinoso e referiram que o cimento resinoso adesivo possuía os valores máximos de resistência de retenção e que o fosfato de zinco tinha uma resistência de retenção significativamente inferior, tanto no intervalo de 1 dia como de 7 dias. Se as instruções do fabricante forem seguidas, pode obter-se uma baixa espessura da película e uma elevada resistência à compressão (Eames 1977). Para obter uma resistência máxima, é necessário uma baixa solubilidade, uma espessura de película adequada e menos ácido livre na mistura final de cimento. Shepard, (1978)[4546] recomendou a utilização de uma elevada relação pó/líquido para aderir.

Desvantagens do fosfato de zinco

1) Norman 1966[47] afirmou que, quando misturado, o cimento de fosfato de zinco tem um pH muito baixo que pode permanecer abaixo de 7,0 durante 48 horas, o que pode provocar irritação da polpa.

2) Wilson (1974)[48] verificou que os cimentos de fosfato de zinco são solúveis em água destilada e em ácidos orgânicos.

3) Os cimentos de fosfato de zinco não têm propriedades antibacterianas.[10]

4) São solúveis nos fluidos orais, o que resulta na falta de adesão da coroa à superfície do dente.[10]

5) Myers et al (1983)[9] afirmou que, uma vez que estes cimentos causam irritação pulpar, deve ser aplicado um verniz cavitário por rotina antes da cimentação de uma coroa de aço inoxidável num dente vital

Cimentos de silicofosfato:

Os cimentos de silicofosfato são uma combinação de cimentos de silicato e fosfato de zinco. O silicofosfato apresenta a maior resistência à compressão aos 7 dias (cerca de 25.000 psi). Devido ao pH inicial muito elevado, a utilização deste cimento está a diminuir ao longo dos anos.[17]

Cimentos de policarboxilato de zinco:

Estes cimentos foram desenvolvidos para proporcionar uma ligação química entre a estrutura dentária e o cimento. Devido à sua estrutura, o ácido poliacrílico une-se quimicamente ao cimento de fixação. É constituído por uma mistura de pó de óxido de zinco com um líquido de ácido poliacrílico. Mirzahi e Smith (1968)[15] afirmaram que foi observada uma ligação direta entre o aço inoxidável, o cimento de carboxilato e o esmalte. Os cimentos de policarboxilato causam uma irritação pulpar mínima semelhante à do óxido de zinco eugenol[49] . A principal vantagem do cimento de policarboxilato é o baixo fator de irritação do tecido oral. As desvantagens são os requisitos para uma proporção precisa e uma manipulação óptima, bem como a necessidade de uma superfície dentária limpa e não contaminada.

Cimento de ionómero de vidro:

Os cimentos de ionómero de vidro são os cimentos de cimentação mais utilizados. O pó consiste numa combinação de vidro de cálcio, alumínio e fluorossilicato finamente moído e a solução consiste em 50% de ácido poliacrílico e itacónico. De acordo com Mc Comb 1984[50] , o rácio pó/líquido é de 1,3:1. Estes cimentos têm uma resistência comparável à do fosfato de zinco, libertam fluoreto como o silicofosfato, quelam ou ligam-se à estrutura dentária como o policarboxilato e são tão compatíveis com a polpa como os policarboxilatos. Eles provam ser o melhor cimento disponível para a cimentação de coroas de aço. Khinda V et al (2002)[51] relataram 100% de sucesso clínico em termos de propriedade retentiva quando o GIC foi utilizado para cimentar coroas de aço inoxidável. Sugeriram que estes cimentos deveriam ser utilizados por rotina para a cimentação de coroas metálicas pré-formadas, sendo a libertação de flúor uma vantagem adicional da sua utilização. Yilmaz et al (2004)[52] compararam a resistência à tração, a microinfiltração e as avaliações ao microscópio eletrónico de varrimento (SEM) de coroas de aço inoxidável cimentadas com diferentes cimentos adesivos em molares primários. As coroas foram alteradas e adaptadas para fins de investigação, e depois cimentadas com cimento de ionómero de vidro (Aqua Meron), cimento modificado com resina (RelyX Luting) e cimento de resina (Panavia F) nos dentes preparados. Este estudo mostrou que quanto maior a resistência à tração do cimento, menor seria a possibilidade de microinfiltração. Yilmaz et al (2006)[53] compararam as condições in vitro e in vivo de coroas de aço inoxidável (SSC) cimentadas com cimento de ionómero de vidro para cimentação (Aqua Meron) e cimento de ionómero de vidro modificado por resina para cimentação (Vitremer) e concluíram que não se verificaram diferenças estatisticamente significativas na retenção das SSC em ambos os grupos. Reddy et al (2010)[54] compararam as forças de retenção dos cimentos de fosfato de zinco, policarboxilato e ionómero de vidro utilizando a máquina de testes universal Instron. Concluíram que os cimentos de ionómero de vidro podem ser recomendados para a cimentação de coroas de aço inoxidável devido às suas vantagens e a resistência de retenção foi quase semelhante à do cimento de fosfato de zinco. Subramanium et al (2010)[55] afirmaram que a resistência de retenção do cimento de ionómero de vidro adesivo e do cimento de ionómero de vidro modificado com resina foi significativamente superior à do cimento de ionómero de vidro convencional. Munjal et al (2013)[44] afirmaram que o cimento resinoso adesivo possuía a força de retenção máxima quando comparado com o RMGIC e o fosfato de zinco, tanto no intervalo de 1 dia como de 7 dias. Memarpour et al (2016)[56] avaliaram a microinfiltração e a perda de material com cinco materiais de restauração em margens de SSC. As cavidades foram restauradas com amálgama, compósito à base de resina, ionómero de vidro (GIC), fosfato de zinco ou óxido de zinco reforçado com eugenol (Zonalin). A preparação do dente para os SSCs foi efectuada de acordo com os métodos padrão. Os SSCs foram colocados de modo a que as margens da coroa se sobrepusessem aos materiais de restauração e cimentados com GIC de cimentação. Quando as margens das SSCs se sobrepuseram aos materiais de restauração, as restaurações com amálgama ou GI antes da colocação das SSCs levaram a uma menor microinfiltração e perda de material.

Passos para a cimentação

A coroa de aço inoxidável deve ser cimentada apenas num dente limpo e seco. Recomenda-se o isolamento dos dentes com rolos de algodão. Deve ser aplicada vaselina nas áreas de contacto. A coroa é enxaguada e seca por dentro e por fora. Se for utilizado o $ZnPO_4$, devem ser aplicadas 2 camadas de verniz para cavidades no dente vital antes da cimentação e o cimento deve ter uma consistência tal que fique a cerca de 1 $/^1{}_2$ polegadas da almofada de mistura. Com a espátula, o cimento é preenchido em aproximadamente $2/3^{rd}$ da coroa, cobrindo todas as superfícies internas. Se for utilizado GIC, a coroa deve secar completamente e, em seguida, colocar o cimento na coroa com uma consistência tal que fique a cerca de 1 $/^1{}_2$ polegadas da almofada de mistura com a espátula. Deve ser aplicada vaselina nos dentes adjacentes para que o cimento adira a esses dentes. A coroa é assente completamente sobre a preparação do dente seco. A colocação final deve seguir um trajeto estabelecido para a inserção da coroa. O cimento deve ser aplicado à volta de todas as margens. Para assegurar o assentamento completo da coroa, pode ser utilizado um espelho ou um assentador de banda. Antes de o cimento assentar, pede-se ao doente que feche a oclusão cêntrica aplicando pressão através de um rolo de algodão para confirmar que a oclusão não foi alterada. Passa-se um fio dental com nós na região interdentária sob a área de contacto para remover o excesso de cimento. A superfície da coroa é polida com a pasta de profilaxia de flúor fosfato acidulado. As áreas do sulco gengival são novamente verificadas quanto à retenção de cimento em excesso.[16] A retenção de cimento em excesso durante a cimentação da coroa terá um impacto na estética e provocará irritação gengival.

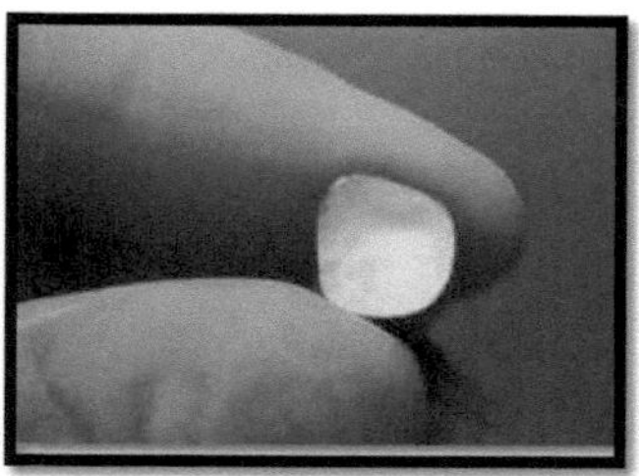

Fig. 29: Coroa preenchida com cimento

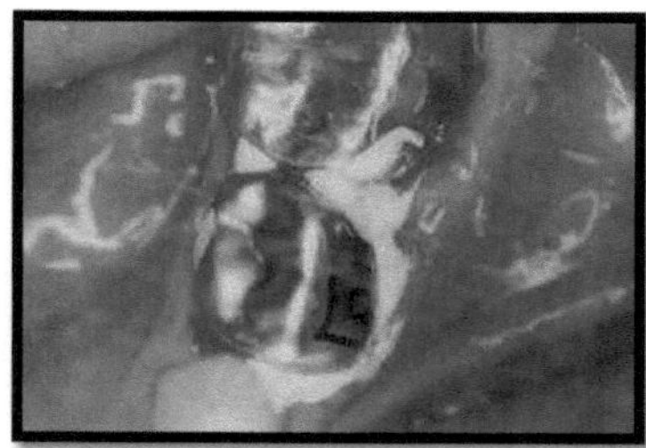

Fig. 30: Cimentação da coroa

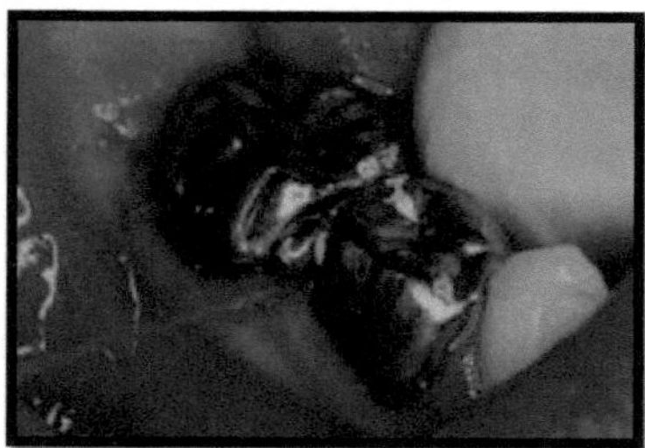

Fig. 31: Passar o fio dental para remover o excesso de cimento

COMPLICAÇÕES[10]

As coroas de aço inoxidável são normalmente utilizadas em dentisteria pediátrica. As poucas complicações associadas à utilização de coroas de aço inoxidável são as seguintes

Rebordo interproximal:[10]

Será produzida uma saliência em vez de um corte interproximal sem ombro, se a angulação da broca de fissura cónica for incorrecta. A não remoção desta saliência resultará em dificuldade no assentamento da coroa. Quando o dente adjacente está parcialmente erupcionado, e o contacto está mal estabelecido, o corte interproximal é difícil de preparar. Para aliviar a área de contacto, é necessária uma redução extensa do dente subgengival, que pode resultar na formação de uma saliência ou danificar o dente em erupção. Neste caso, pode ser útil adiar a colocação da coroa até que as áreas de contacto estejam devidamente estabelecidas.

Inclinação da coroa:[34]

A parede lingual ou vestibular completa pode ser destruída por cáries ou pela utilização incorrecta de instrumentos de corte. Isto pode resultar na inclinação da coroa acabada em direção ao lado deficiente. A colocação da restauração antes da colocação da coroa proporciona apoio e evita a inclinação da coroa. O significado clínico da inclinação da coroa é a possível presença de um ponto alto e quando ocorre em molares permanentes jovens. A supra-erupção do dente oposto também pode ocorrer, levando a um desequilíbrio na oclusão, afectando ainda mais a articulação temporomandibular. Assim, a inclinação da coroa deve ser evitada através da colocação de uma restauração adequada no dente que recebe a coroa.

Margens reduzidas:

Quando a coroa está mal adaptada, a sua integridade marginal é reduzida, levando a cáries recorrentes. As hipóteses de retenção de placa bacteriana e, subsequentemente, de gengivite aumentam com a discrepância marginal. Uma das indicações amplamente aceites para as coroas de aço inoxidável é nos casos em que uma má higiene oral predispõe o paciente a cáries recorrentes. Henderson (1973)[14] afirmou que um paciente com má higiene oral apresenta um índice de placa e de detritos elevado, acompanhado por um aumento da gengivite marginal. Para minimizar os problemas gengivais, é tão importante salientar a higiene oral num paciente com uma coroa de aço inoxidável pré-formada como num paciente com uma elevada taxa de cáries. Mount (1982)[57] afirmou que apenas três considerações devem determinar se uma coroa deve ser colocada subgengivalmente, - Estética, extensão da cárie existente e a necessidade de comprimento para retenção mecânica. Fuks (1983)[58] realizou um estudo retrospetivo sobre a saúde gengival em torno dos sucessores permanentes de molares decíduos coroados. Concluiu-se que a saúde gengival em torno dos sucessores permanentes de molares decíduos coroados não era diferente da do resto da boca. Isto sugere que, mesmo que a gengivite estivesse presente em torno da coroa dos dentes decíduos, ela era resolvida com a esfoliação e a subsequente erupção dos dentes permanentes. Esta conclusão não deve ser mal interpretada como justificação para coroas pré-formadas mal ajustadas e mal contornadas.

Ingestão de coroa:

Para evitar os contratempos de ingestão da coroa, o dique de borracha deve permanecer no local até à cimentação. Este evita a deglutição ou aspiração acidental de uma coroa. Por vezes, um movimento súbito pode resultar na ingestão da coroa, se o dique de borracha não for utilizado. Por isso, a fixação do fio dental através de um composto de impressão na oclusal da coroa é a prática preferida por alguns clínicos.[45] A presença de reflexo de tosse na criança consciente reduzirá as hipóteses de inalação e a ingestão da coroa é mais provável. A ingestão é de menor importância, uma vez que a coroa passa normalmente sem problemas pelo trato alimentar no espaço de 5 a 10 dias. Mas deve ser diagnosticada pela ausência da coroa na radiografia do tórax.[9] Se a coroa estiver nos brônquios ou no pulmão, a consulta médica resultará provavelmente numa tentativa de a remover por broncoscopia.

Alergia ao níquel:[9]

Feasby et al (1988), relataram um aumento do resultado positivo do teste de contacto com níquel em crianças de 8 a 12 anos de idade que tinham recebido coroas de níquel-crómio de formulação antiga. Um segundo grupo de crianças com coroas convencionais de aço inoxidável não mostrou qualquer diferença estatisticamente significativa nas respostas ao teste de adesivo em comparação com um terceiro grupo de controlo sem história de utilização de aparelhos dentários contendo níquel. O teor de níquel na formulação descontinuada das coroas de níquel-crómio era de cerca de 70%. É significativamente mais elevado do que o das coroas de aço inoxidável actuais, que contêm 9%-12% de níquel, o que é semelhante ao de muitas bandas e fios ortodônticos. No entanto, não existem provas de sensibilização direta de um paciente devido a um tratamento ortodôntico com aparelho fixo. **Keinan D (2010)[15]** afirmou que a sensibilidade ao níquel é comum e está a aumentar em prevalência. A libertação de níquel da coroa de aço inoxidável aumentou durante um período de uma semana após a colocação e depois diminuiu ao longo do tempo. A concentração de níquel, crómio e ferro encontrada no cemento de molares primários cobertos por coroas de aço inoxidável foi 5 a 6 vezes superior às concentrações dos mesmos elementos no cemento de molares primários intactos.

COROAS PARA DENTES PERMANENTES JOVENS POSTERIORES

As coroas de aço inoxidável são normalmente utilizadas como uma restauração de cobertura total para os dentes permanentes jovens. Estas coroas são mantidas na cavidade oral até a criança atingir o crescimento completo, após o que podem ser substituídas por uma restauração adequada.

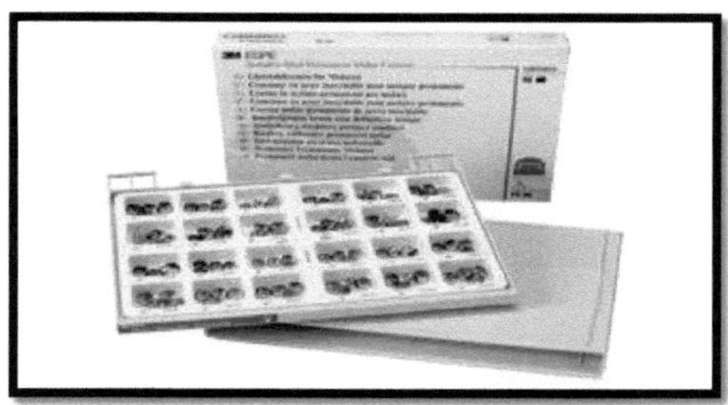

Fig 32: COROA MOLAR PERMANENTE DE AÇO INOXIDÁVEL 3M ESPE

Os objectivos pretendidos na colocação de SSC são idênticos aos de qualquer tratamento dentário restaurador. Não só a oclusão deve ser recriada de forma ideal para o paciente, como também deve ser estabelecido o contacto proximal, quando indicado. A arquitetura geral do dente deve ser restaurada de forma a ser fisiologicamente aceitável para preservar a função mastigatória e a integridade periodontal.

INDICAÇÕES:[9]

1) Cáries extensas:

Está indicada a utilização de uma restauração de coroa de aço inoxidável pré-formada, na qual, após o controlo da cárie, a retenção do material de preenchimento temporário é incerta. As coroas de aço inoxidável também estão indicadas em dentes com destruição cariosa grosseira de um dente posterior para o qual a restauração de liga metálica está contra-indicada devido a considerações pulpares.

2) Como restauração temporária:

É utilizada como uma restauração semi-permanente até à colocação de uma restauração de gesso ou cerâmica. Pode ser utilizada como restauração provisória de um dente partido ou traumatizado até ser fabricada a restauração definitiva. Também nos casos em que é necessário tratamento ortodôntico para dentes tratados pulparmente, as coroas de aço inoxidável podem ser utilizadas como restauração provisória até que o estado ortodôntico seja estabelecido.

3) Defeitos nos dentes:

Nos dentes com defeitos de desenvolvimento, as coroas são benéficas para restaurar a oclusão e reduzir qualquer sensibilidade causada por displasias do esmalte e da dentina em pacientes jovens.

4) Quando as considerações financeiras são uma preocupação, os PMCs permanentes são úteis como uma restauração económica a médio prazo em casos clinicamente adequados.

5) Restauração de um molar permanente que necessita de cobertura total mas que só está parcialmente erupcionado.

PROCEDIMENTO:[9]

O procedimento para a colocação de uma coroa de aço inoxidável em dentes posteriores permanentes jovens é o mesmo que para os dentes posteriores primários, com exceção de algumas medidas que são mencionadas abaixo.

Considerações radiológicas: Juntamente com uma radiografia de diagnóstico pré-operatória do dente afetado e estruturas associadas, as radiografias pré-cimentação são essenciais para avaliar a adaptação marginal precisa da coroa, mostrando as áreas interproximais onde a cobertura marginal é difícil de avaliar.

Anestesia: Para evitar a dor durante a preparação dos dentes, a administração de anestesia é um passo essencial antes de proceder à preparação dos dentes.

Considerações oclusais antes da preparação do dente: As relações oclusais no paciente jovem são muitas vezes ignoradas devido à fisiologia dinâmica da dentição mista e da dentição permanente precoce. No entanto, se o dente permanente a ser restaurado com SSC apresentar uma relação oclusal perturbada, é aconselhável efetuar ajustes antes da preparação do dente.

Preparação do campo operatório: O dique de borracha ajuda a examinar o ajuste marginal gengival em toda a circunferência do dente a ser restaurado, com a possível exceção do centro das superfícies proximais, que pode ser avaliado com uma radiografia pré-cimentação. Na maioria dos casos, são utilizados dois tipos de grampos de dique de borracha. O primeiro é um grampo de retenção para fixar o dique em posição; é normalmente colocado num dente distal ao dente a ser restaurado. O segundo é um grampo de retração, que se destina a deslocar suavemente a gengiva livre no dente que está a ser restaurado.

Preparação do dente e proteção da polpa: Existem variações anatómicas e considerações práticas que alteram a lógica da preparação de um dente permanente em comparação com a de um dente decíduo. Não existem protuberâncias cervicais grosseiras nos dentes permanentes que facilitem a retenção da coroa. A altura da cúspide é muito maior nos dentes permanentes. Um passo essencial na preparação do dente é o arredondamento de todos os ângulos. Isso inclui todos os ângulos da linha axio-oclusal, bem como ocluso-bucal, ocluso-lingual e ocluso-proximal. O assentamento da coroa e a adaptação marginal exacta são facilitados por esta etapa.

Redução oclusal: A redução oclusal é conseguida primeiro para facilitar um melhor controlo e visão para o passo seguinte. A forma anatómica geral da coroa em dimensões reduzidas deve ser mantida, assegurando ao mesmo tempo uma folga oclusal de 1 a 2 mm em todos os movimentos de excursão com a ajuda da broca de diamante n.º 169L em forma de chama.

Redução proximal: Os cortes proximais eliminam todo o contacto com os dentes adjacentes e criam o espaço necessário para adaptar a coroa e para restaurar o contacto, se indicado. A preparação proximal é efectuada com a broca cónica de diamante. É útil colocar uma cunha de madeira ou um palito de dentes redondo e achatado entre os dentes para evitar a interferência do dique de borracha e para evitar a laceração da gengiva. Deve ser obtida uma margem gengival fina de 1 mm subgengivalmente.

Redução vestibular e lingual: O passo seguinte é conseguir uma ligeira redução da convexidade das superfícies vestibular e lingual do dente. As convexidades no terço gengival das superfícies vestibular e lingual podem ser reduzidas, evitando o contorno excessivo e o aumento das dimensões da restauração. Deve ser produzida uma margem gengival fina, com bordos de penas, na crista da gengiva, que será coberta por um bordo fino e liso da coroa.

Seleção e adaptação da coroa: A coroa selecionada para os dentes permanentes deve estabelecer uma boa área de contacto com os dentes vizinhos e encaixar cervicalmente. O comprimento correto da coroa de aço inoxidável pode ser obtido com uma tesoura curva para coroas e pontes, seguido de um refinamento com uma pedra verde. A orientação da coroa é importante, uma vez que restabelece o eixo longo original da coroa em relação ao dente, o que será útil para eliminar as cúspides interferentes e os desvios mandibulares associados. Mink e Hill (1971)[27] descreveram o método para superar o comprimento deficiente da coroa para o dente decíduo, soldando por pontos uma peça adicional de coroa ou material de banda. Para os dentes permanentes, recomenda-se ter pelo menos uma das coroas não-soldadas disponíveis, em vez de restaurar o procedimento de adição de Mink. As alturas das cúspides de alguns tipos de coroas tendem a ser íngremes e mais parecidas com molares recém-erupcionados. A morfologia oclusal de outros tipos assemelha-se a dentes mais velhos e desgastados. No entanto, a grande variação na anatomia oclusal dos dentes exige a disponibilidade de pelo menos duas marcas. Uma vez escolhida uma marca adequada, o tamanho específico pode ser selecionado principalmente através de medições do dente preparado, ou pelo método de tentativa e erro. Allen (1971) na sua observação afirmou que a consideração do dente contralateral, se possível, combinada com o método de tentativa e erro é o meio mais expedito de seleção da coroa na dentição permanente. Depois de conseguir a orientação correcta da coroa no dente, as áreas marginais são examinadas criticamente. Apenas as áreas imediatamente abaixo dos contactos proximais não podem ser vistas facilmente. Utiliza-se um alicate de frisar coroas para frisar a margem da coroa. Este alicate faz uma vieira na periferia, que é depois alisada com um alicate de contorno. A coroa frisada é novamente colocada no dente e as margens são novamente examinadas visualmente e com o explorador. Qualquer área aberta revelada por este exame pode ser marcada com um lápis indelével de ponta fina ou com um marcador de ponta de feltro, para indicar onde poderá ser necessário um friso e um contorno adicionais. Quando a adaptação ideal é alcançada, o dique de borracha é removido. A coroa é recolocada e a oclusão é avaliada. A utilização de uma lâmina de língua de madeira dividida longitudinalmente serve como um excelente bastão de mordida para aplicar força numa área específica enquanto assenta a coroa. As pré-maturidades, a orientação coronal, o comprimento da coroa e a estabilidade da restauração são verificados e as deficiências são corrigidas.

Estabelecimento de relações oclusais: A relação oclusal pode ser estabelecida através da marcação da relação de sobremordida na área do canino. A coroa é então substituída e a relação correcta é confirmada.

Confirmação radiográfica do ajuste gengival: Antes da cimentação, é efectuada uma radiografia bitewing para verificar a integridade marginal proximal. Se a coroa for demasiado longa, existe ainda a possibilidade de reduzir o comprimento. Se for demasiado curta, está indicado o procedimento de adição ou a adaptação de outra coroa.

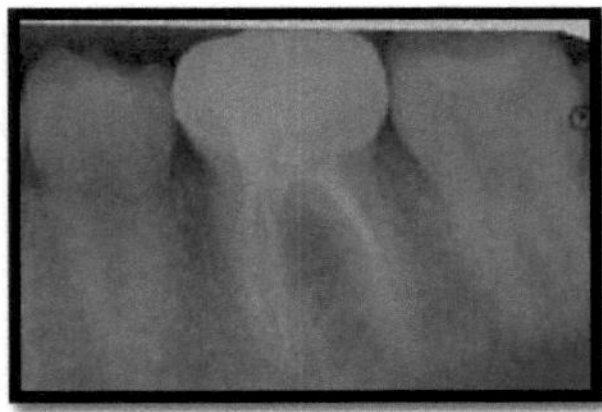

Fig. 33: Avaliação radiográfica do ajuste da coroa

Acabamento final: Após todos os ajustes oclusais e gengivais terem sido efectuados, pode ser necessário voltar a apertar a coroa, uma vez que o metal pode expandir-se minuciosamente cada vez que a coroa é colocada e removida. As margens da coroa são então refinadas e alisadas com uma pedra verde e uma roda de borracha grande que remove todos os riscos. O tratamento final da margem pode ser efectuado facilmente por polimento com uma roda de trapos e um abrasivo Tripoli e, em seguida, polimento com rouge de joalheiro. É muito importante limpar cuidadosamente o interior da coroa com um cotonete húmido ou uma escova pequena antes da cimentação.

Cimentação: Os três tipos de cimentos amplamente utilizados para a cimentação da coroa de aço inoxidável são o cimento de ionómero de vidro, o policarboxilato e o óxido de zinco eugenol. Após um tratamento pulpar adequado, qualquer um destes cimentos é aceitável. O dente é limpo e seco com um spray de água abundante e uma aplicação suave de ar. Prepara-se uma mistura cremosa de cimento e a coroa é então preenchida cerca de três quartos, certificando-se de que todas as margens são cobertas. A coroa é então assente no dente com uma ligeira pressão dos dedos ou com uma lâmina de língua e uma ligeira força de mordida. O excesso de cimento é retirado à volta das margens.

O dique de borracha é agora removido; a borracha interproximal é cortada com uma tesoura. As relações oclusais previamente estabelecidas e a orientação da coroa no dente preparado podem agora ser verificadas. Os desvios podem ser corrigidos antes do endurecimento do cimento. A recriação da oclusão cêntrica é confirmada com a utilização de uma linha de lápis nos dentes anteriores. Deixa-se o cimento endurecer durante alguns minutos enquanto o paciente morde suavemente um calibre quadrado de 2 polegadas.

O tratamento do tecido mole circundante é importante tanto durante como após o procedimento. Uma coroa idealmente adaptada, com margens lisas e polidas, replicando a arquitetura do tecido duro que existia anteriormente, é fundamental para potenciar uma saúde gengival óptima. A remoção do excesso de cimento é importante para evitar a irritação gengival.

Modificação da coroa para dentes permanentes:

Murray et al (1997) descreveram uma técnica que utiliza uma coroa de aço inoxidável para fabricar uma restauração provisória semi-permanente que é resistente à fratura para um molar permanente jovem. Os autores demonstraram uma técnica de restauração alternativa utilizando uma coroa de aço inoxidável e um núcleo de amálgama personalizado para reduzir o risco de perfuração oclusal. O objetivo deste procedimento foi fornecer ao clínico e ao paciente um procedimento para a estabilização a longo prazo de molares permanentes severamente comprometidos que seja eficaz e económico.

Quando se pretende colocar uma coroa onde a lesão cariosa se estendeu subgengivalmente, a morfologia original do dente deve ser restaurada com uma restauração de resina composta colada ou de amálgama antes de iniciar a preparação da coroa. Uma vez que, nestes casos, a restauração que é colocada subgengivalmente é propensa a fraturar, a preparação do dente deve ser alargada subgengivalmente para um melhor ajuste da coroa.

Roberts e Sherriff (1990)[9] relataram uma avaliação de 10 anos de 1024 restaurações de amálgama e 673 PMC em dentes molares decíduos, e 652 restaurações de amálgama e 43 PMC em dentes molares permanentes. Este foi o único estudo clínico que avaliou PMCs de molares permanentes com restaurações de controlo. Este estudo demonstrou que as taxas de sobrevivência com coroas permanentes de aço inoxidável (92%) e coroas primárias de aço inoxidável (82%) foram mais elevadas em comparação com a restauração de amálgama de Classe II (67%) em dentes permanentes.

Discepolo (2016)[59] avaliou a longevidade das coroas pré-fabricadas de dentes permanentes como uma restauração provisória para dentes que requerem restauração de cobertura total em pacientes pediátricos. Foi considerada uma revisão retrospetiva de 2006 a 2014 para a longevidade de coroas pré-fabricadas de dentes permanentes numa clínica dentária hospitalar. Cento e cinquenta e cinco SSCs foram avaliadas relativamente à idade do paciente aquando da colocação da restauração, ao diagnóstico e à duração da retenção da coroa. De 155 SSCs, 137 foram consideradas funcionais com sucesso. O total de insucessos foi de 18. A taxa de sucesso global combinada para o grupo de estudo foi de 88%, com um período de serviço médio de 45,18 meses. Observou-se um sucesso significativo em pacientes com menos de 9 anos de idade e um fracasso significativo em pacientes com 12 anos ou mais.

Longevidade da coroa de aço inoxidável para dentes permanentes

Os principais factores relativos à longevidade da coroa são a recessão gengival, as cáries marginais recorrentes, a dissolução do cimento e o desgaste da superfície oclusal da coroa. O único relatório sobre o potencial a longo prazo da coroa de aço inoxidável para dentes permanentes é de Kimmelman e Riesner (1977)[42]. Eles analisaram 65 restaurações, das quais 13 tinham estado na boca de 49 a mais de 120 meses. Eles relataram que uma coroa de aço foi observada em 1973 na boca de um soldado americano de 42 anos de idade. A restauração tinha sido colocada num molar superior em 1958, de acordo com o registo dentário militar. Não eram evidentes sinais de inflamação gengival e, embora existissem facetas de desgaste na superfície oclusal, nenhuma delas estava desgastada através do metal. O paciente não referiu quaisquer sintomas durante os 15 anos de história da restauração.

A coroa pré-formada, quando efectuada com cuidado, pode ser uma restauração provisória respeitável até que seja possível obter uma coroa fundida completa mais desejável.

COROAS ANTERIORES PRIMÁRIAS EM AÇO INOXIDÁVEL

A coroa de aço inoxidável pré-formada é a restauração mais durável e fiável para incisivos primários gravemente cariados ou fracturados. Mantém-se firmemente ligada ao dente até à esfoliação.[60]

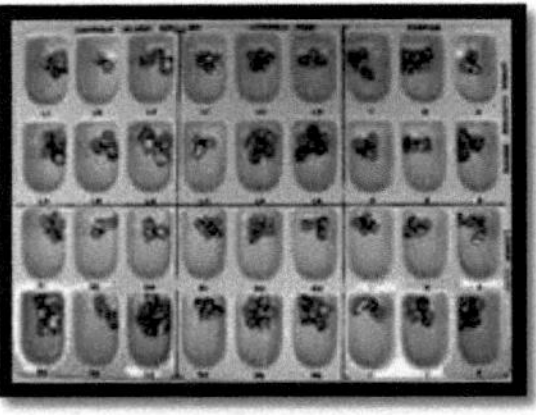

Fig. 34: 3M ESPE CROWN BOX EM AÇO INOXIDÁVEL (Anteriores primários)

As coroas de aço inoxidável em dentes decíduos anteriores podem ser efectuadas através das seguintes técnicas

- Coroa em aço inoxidável de face aberta
- Revestimento de uma coroa de aço inoxidável na cadeira

- Coroa em aço inoxidável pré-revestida

Técnica para coroa de aço inoxidável de face aberta

A coroa de aço inoxidável pode ser colocada rapidamente e com sucesso em muito pouca estrutura dentária, mesmo na presença de sangue e saliva, e pode ser facilmente frisada. É, no entanto, altamente inestética e pode ser completamente inaceitável e rejeitada pela maioria dos pais como uma opção de restauração viável para os dentes dos seus filhos. Estas coroas podem ser tornadas mais estéticas removendo o aço inoxidável facial após a cimentação e substituindo-o por um material ligado da cor do dente.[61]

Helpin (1983) descreveu a seguinte técnica para fabricar uma coroa de aço inoxidável de face aberta

Preparação dos dentes[62]

- O dente é anestesiado e isolado com um dique de borracha.
- A estrutura dentária cariada é removida.

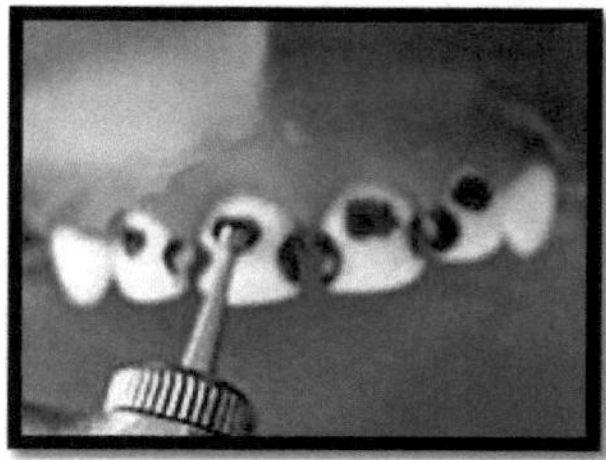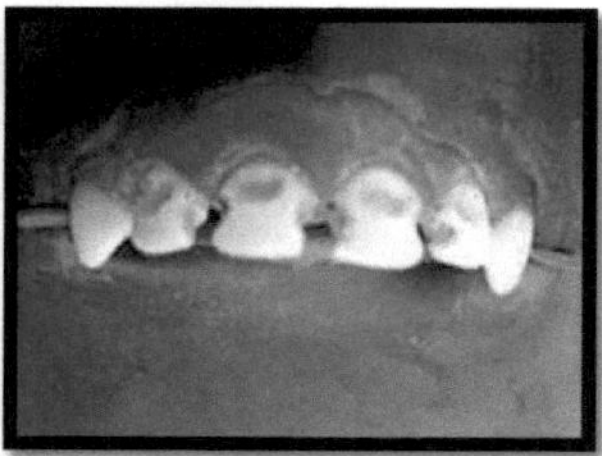

Fig. 35: Escavação de cáries

- Utilizando a broca 169 ou 699, o bordo incisal é reduzido aproximadamente 1,5 a 2,0 mm.

- Os cortes interproximais são efectuados para eliminar as saliências que dificultariam o assentamento da coroa.

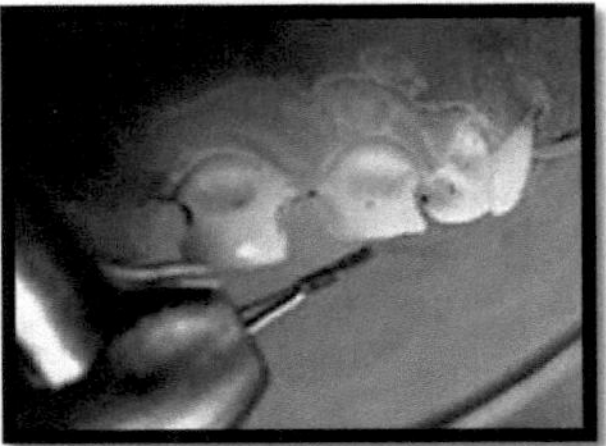

Fig. 36: Redução incisal

- A superfície vestibular é reduzida em aproximadamente 0,5 mm e a porção incisal da superfície vestibular deve ser arredondada em direção à lingual para permitir o assentamento da coroa.
- Utilizando a mesma broca e mantendo-a paralela ao longo eixo do dente, a superfície lingual do dente é reduzida (que é a gengiva até à área do cíngulo). A metade incisal da superfície lingual não precisa ser reduzida rotineiramente. O canino frequentemente requer 1,0 mm a mais de redução na superfície lingual do que os incisivos.

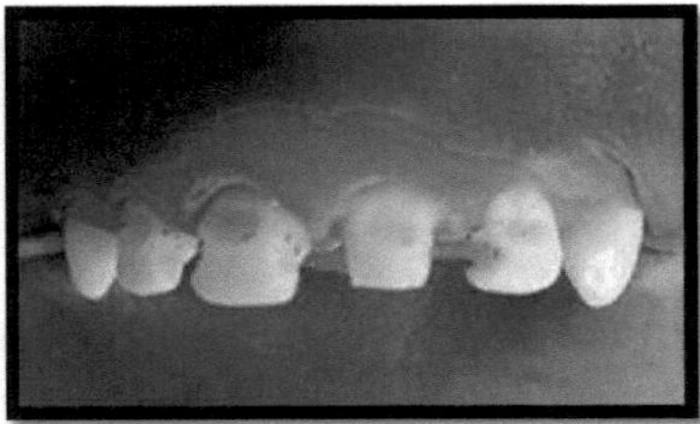

Fig. 37: Corte interproximal

- Todos os ângulos agudos das linhas são arredondados.

- A folga oclusal é verificada. Recomenda-se 1 mm de espaço oclusal. Deve ter-se cuidado ao avaliar a folga na área do cíngulo.

Seleção da coroa:

As coroas de aço mais frequentemente fabricadas pela Unitek Corporation permitem a seleção individual do incisivo central maxilar direito e esquerdo, do incisivo lateral maxilar direito e esquerdo, do canino maxilar e do canino mandibular[5].

As dimensões mesiodistais das coroas primárias anteriores, de acordo com o 3M ESPE, são as seguintes

Arco	Dimensão do dente	Mesiodistal (mm)
	L1/R1	6.0
Mandibular e maxilar	L2/R2	6.4
incisivos centrais	L3/R3	6.8
	L4/R4	7.2
	L5/R5	7.6
	L6/R6	8.0
Mandibular e maxilar	L1/R1	4.2
incisivos laterais	L2/R2	4.6
	L3/R3	5.0
Arco	Dimensão do dente	Mesiodistal (mm)
	L4/R4	5.4
	L5/R5	5.8
	L6/R6	6.2

Arco	Dimensão do dente	Mesiodistal (mm)
Cúspides mandibulares	1	4.8
	2	5.2
	3	5.6
	4	6.0
	5	6.4
	6	6.8
Cúspides maxilares	1	6.2
	2	6.6
	3	7.0
	4	7.4
	5	7.8
	6	8.2

Tabela 2: Dimensões das coroas primárias anteriores de acordo com 3M ESPE

As coroas para incisivos laterais maxilares são utilizadas para a restauração do incisivo central e lateral da mandíbula. Ocasionalmente, quando os dentes são grandes, podem ser necessárias coroas fabricadas pela Rocky Mountain. Estas são fornecidas como caninos, centrais e laterais. As coroas da Rocky Mountain têm a largura incisal especificada em milímetros. As coroas fornecidas pela 3M Co. são pré-aparadas e pré-contornadas. Estão disponíveis em diferentes tamanhos para incisivos e caninos. Se a dimensão mesio-distal do dente ou o espaço disponível for determinado antes da preparação, pode ser útil para selecionar a coroa adequada. As coroas são seleccionadas por prova. O tamanho do dente é determinado antes da redução da estrutura da coroa. A coroa deve assentar com alguma resistência; não deve, no entanto, dar a sensação de que o dente está a ser encaixado na coroa. Embora se possa obter um encaixe rápido, tal não é necessário.

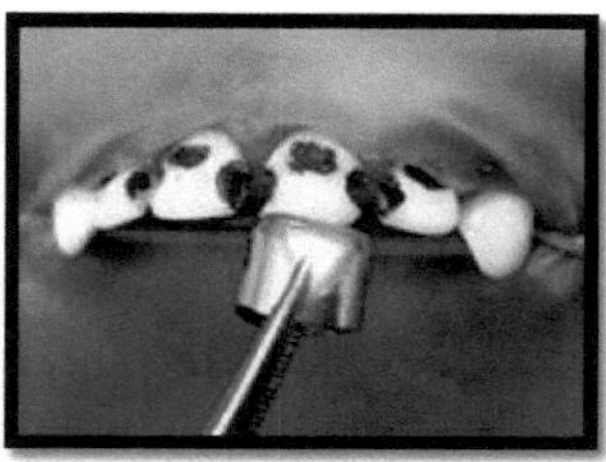

Fig. 38: Seleção da coroa

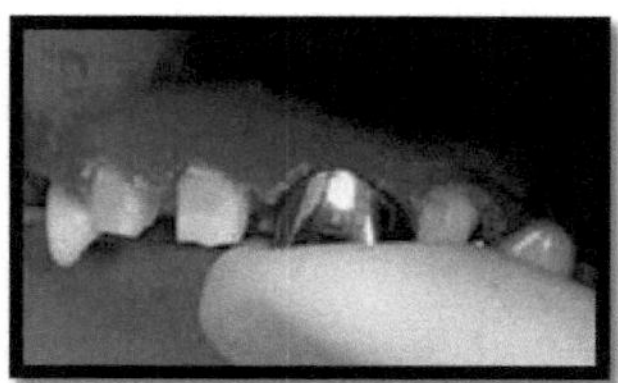

Fig. 39: Experimentar a coroa

Colocação de coroa:

A margem gengival da coroa deve ser aparada até um ponto em que fique 1 mm abaixo da margem gengival livre. A marcação de uma linha com o explorador na coroa assentada ajudará a determinar o comprimento correto da coroa.

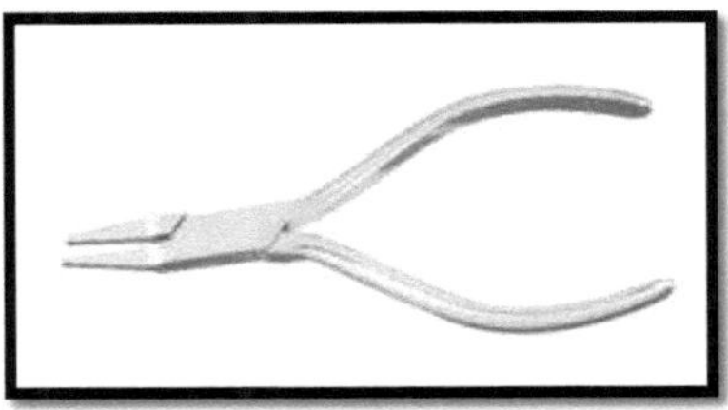

Fig. 40: Alicate 118 Peeso

Devido à anatomia dos dentes anteriores decíduos, eles devem ser cravados com o alicate de cravar Unitek 800-417 ou com o alicate 118 Peeso. Pode ser necessário arredondar as coroas ovóides centrais e laterais. Isto pode ser conseguido apertando-as na mesial e distal com a pressão dos dedos ou com um alicate Howe. Pode ser necessário aumentar a dimensão da área do cíngulo da coroa, especialmente no caso do canino. Isto pode ser feito colocando o alicate 114 na área do cíngulo da coroa e depois apertando suavemente enquanto se move em direção à mesial e distal. Esta operação resulta numa área do cíngulo geralmente mais redonda.

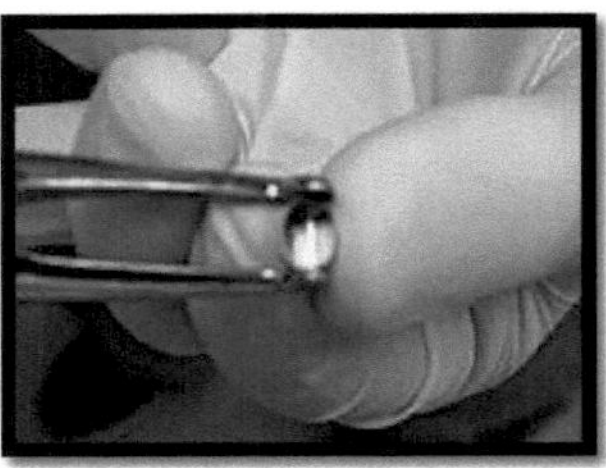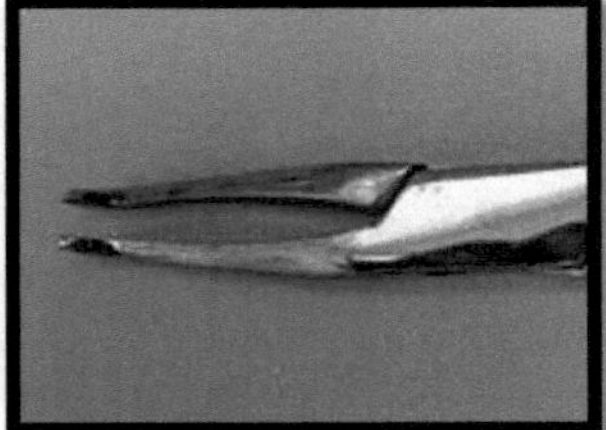

Fig. 41: Ajustes mesio-distais com alicate Howe

Devido ao facto de o encaixe ser frequentemente apertado, pode ser difícil assentar a coroa apenas com a pressão dos dedos. O assentamento é efectuado utilizando um assentador de banda ortodôntica, um mordedor de banda ou uma lâmina de língua. Deve-se ter cuidado durante este passo para evitar fracturas ou luxações no dente. A força é direccionada apicalmente com um ligeiro movimento de balanço de lingual para vestibular. A adaptação marginal final pode ser verificada com um explorador.

Acabamento e cimentação de coroas:

A coroa anterior de aço inoxidável tem um acabamento semelhante ao das coroas posteriores de aço inoxidável. Recomenda-se a utilização de uma roda de borracha Greenstone, Tripoli e rouge. As coroas podem ser cimentadas com fosfato de zinco, cimento de policarboxilato ou cimento de ionómero de vidro. É de salientar que as resinas compostas não polimerizam quando em contacto com o óxido de zinco eugenol, pelo que não se recomenda a utilização deste tipo de cimento. A limpeza final da margem da coroa é efectuada como para as coroas posteriores, com o explorador e o fio dentário.

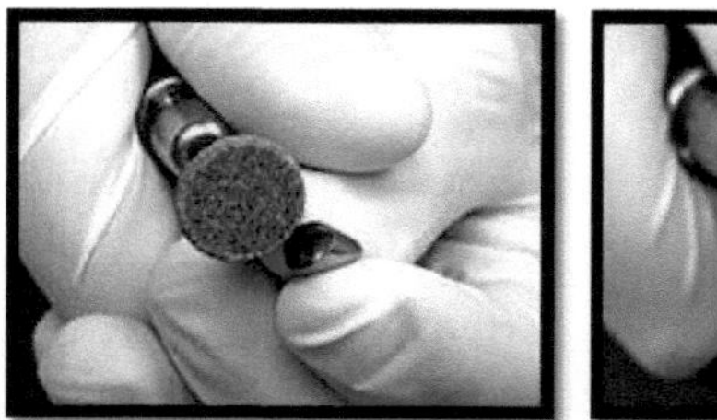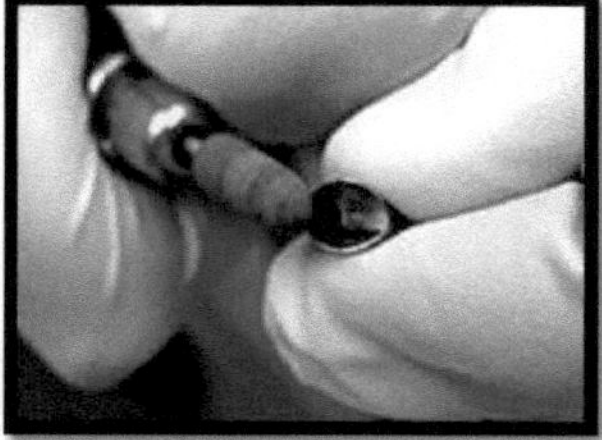

Fig. 42: Acabamento e polimento da coroa

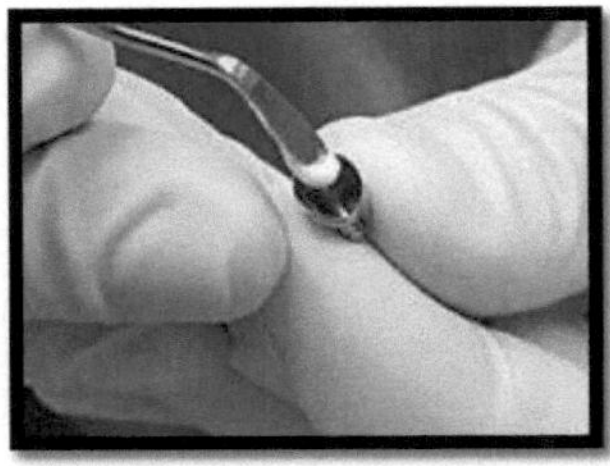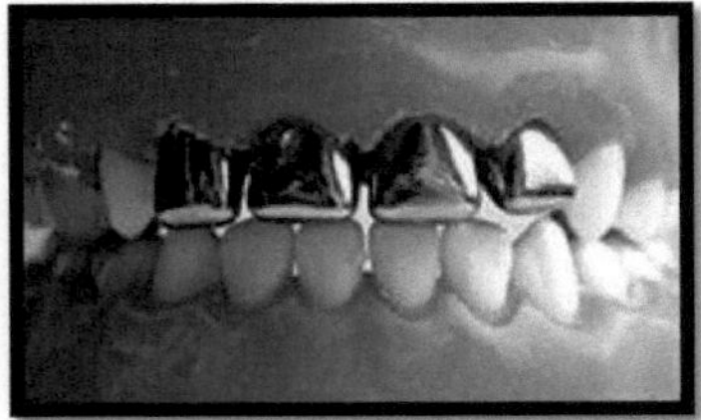

Fig. 43: Cimentação da coroa

Janela labial:

Depois de o cimento ter assentado completamente, a janela labial deve ser cortada utilizando uma broca 169, 699 ou 57 numa peça de mão de alta velocidade. A margem incisal deve ser colocada na vestibular, mesmo antes do bordo incisal; isto permitirá que a coroa de aço proteja esta área do dente. A margem gengival da coroa deve ser colocada ligeiramente coronal à margem gengival. Isto permite que o tecido mole permaneça em contacto com a coroa lisa e não com o material compósito. A janela é aberta mesiodistalmente com uma broca número 330 ou número 245, de modo a que fique muito pouco aço inoxidável à mostra. A margem mesial e distal deve ser colocada perto dos ângulos da linha proximal.

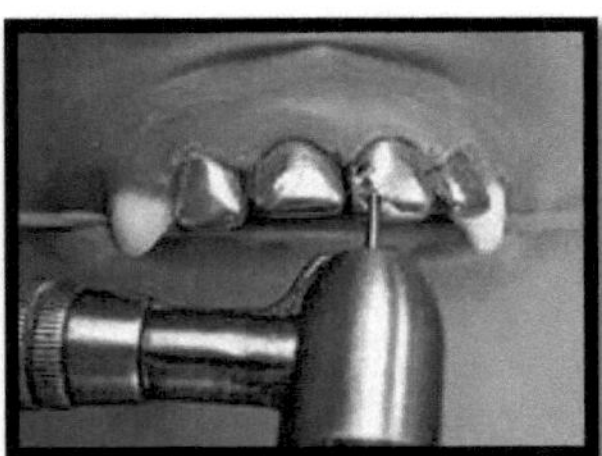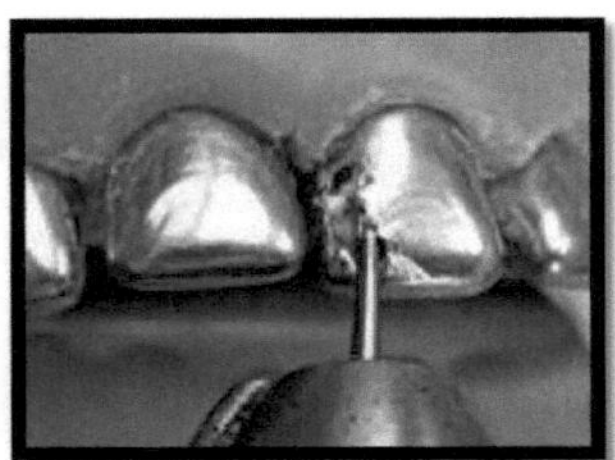

Fig. 44: Preparação da janela labial

O cimento na área da janela labial deve então ser removido. Isto pode ser feito com uma broca numa peça de mão de alta ou baixa velocidade. Deve ter-se em conta que a cor e a ótica do revestimento de compósito serão melhoradas, se houver espessura suficiente de material compósito para ocultar o cimento por detrás dele. A experiência ajudará a determinar quando é que foi removido cimento suficiente. É aceitável descobrir a superfície do próprio dente; no entanto, se a dentina estiver exposta, deve ser coberta com uma base de hidróxido de cálcio, para proteger a polpa, antes da colocação do compósito.

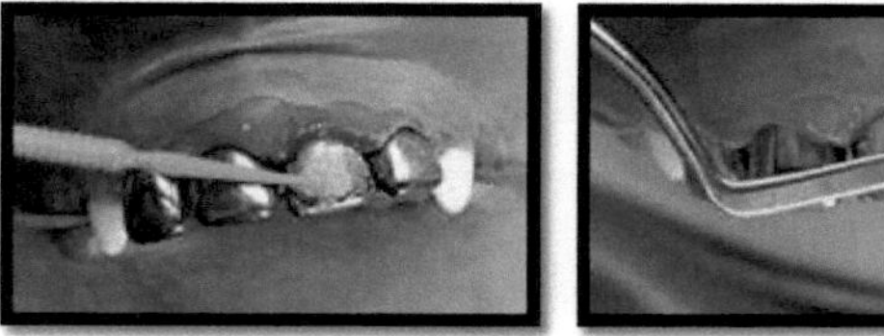

Fig. 45: Colocação do compósito com a técnica de camadas

Uma pequena pedra verde numa peça de mão de alta ou baixa velocidade pode então ser usada para alisar as margens cortadas da coroa e remover quaisquer irregularidades que tenham sido criadas ao cortar a janela. O espaço vazio entre a coroa e o dente é então preenchido com compósito. Este material deve ser preenchido, como em qualquer restauração de compósito, em todos os rebaixos. Este passo pode ser efectuado com um instrumento manual ou com uma seringa. Depois de o compósito ter endurecido, deve ser alisado e acabado com pedra branca.

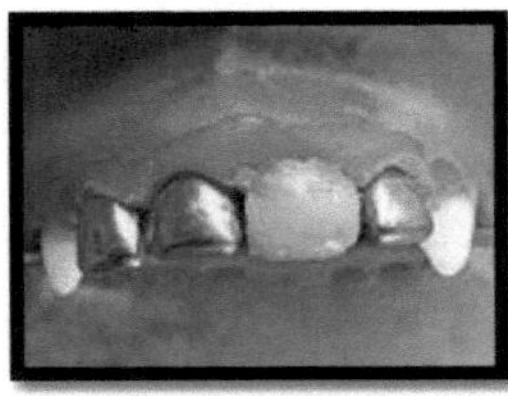

Fig. 46: Faceta de compósito colocada na coroa

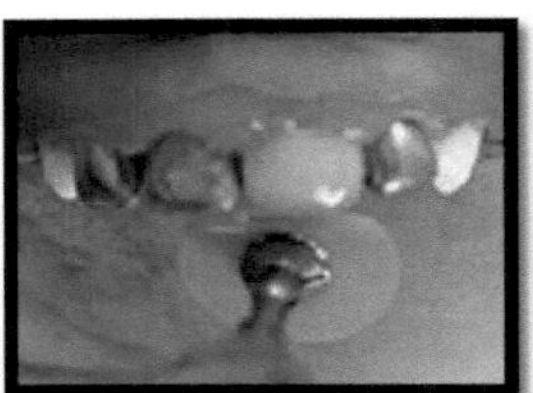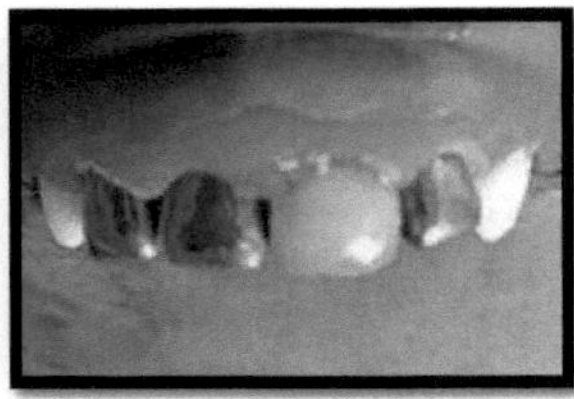

Fig. 47: Polimento da restauração de compósito

A restauração da coroa de aço inoxidável de face aberta está agora concluída.[62]

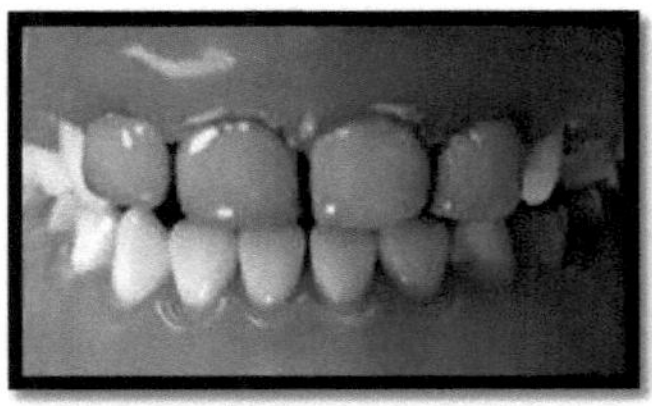

Fig 48: Coroa de aço inoxidável de face aberta concluída

A técnica de face aberta é uma grande melhoria em relação às coroas não folheadas, com o seu aspeto metálico e rígido. No entanto, o procedimento de

76

preparação das coroas de face aberta é moroso. O tempo é uma preocupação se a criança não for cooperativa, tiver sido sedada ou for tratada sob anestesia geral. Além disso, a estética fica comprometida, uma vez que o metal periférico é normalmente visível. Por conseguinte, para ultrapassar estes problemas, foram introduzidas coroas de SSC revestidas a resina.[63][64]

Revestimento de SSC à beira da cadeira[63]

Wiedenfeld et al (1994) descreveram a seguinte técnica como uma opção alternativa para a colocação de uma coroa de aço inoxidável. Nesta técnica, a construção em compósito da superfície vestibular é efectuada antes de colocar a coroa no dente. Esta técnica ajuda a reduzir o tempo operatório.

Técnica:

- Os dentes anteriores indicados para restauração com coroa de aço inoxidável são seleccionados.

- A preparação dos dentes é feita de forma a permitir que o operador seleccione uma coroa de aço inoxidável ligeiramente menos contornada, de modo a permitir que o contorno da faceta seja mais natural, o que é obtido através da adição de um revestimento composto.

- Após a seleção da coroa, o corte e a cravação são efectuados conforme necessário.

- As coroas são então removidas dos dentes e cada coroa é fixada na superfície lingual com alicates de algodão ou pinças hemostáticas que estão etiquetadas com o número do dente correspondente.

- A superfície estética das coroas é tratada com jato de areia com óxido de alumínio de 50 mícrones durante dois a quatro segundos, de acordo com as instruções do fabricante, utilizando um jato de areia.

- O agente de ligação é aplicado e curado na superfície da coroa. O cimento de resina composta é aplicado sobre a superfície jacteada numa camada fina, utilizando um instrumento adequado, como um meio Hollenback.

- Aplica-se uma camada fina de selante opaco e fotopolimerizável para fossas e fissuras, fazendo rolar o cimento de resina composta sobre a superfície colada numa gota de selante que foi colocada na almofada de mistura.

- O vedante é fotopolimerizado durante 20 segundos.

- Uma quantidade de compósito suficiente para revestir toda a superfície estética da coroa, com cerca de 1 mm de espessura, é aplicada na superfície facial com uma meia Hollenback ou um instrumento de plástico.

- O compósito é colado, espalmado e limpo para cobrir a superfície incisal, gengival, mesial e distal. Durante a aplicação e subsequente moldagem do compósito, é importante manter o instrumento humedecido com uma resina não preenchida. Este passo ajuda a criar uma faceta de contorno suave.

- O compósito de revestimento é fotopolimerizado durante 40 segundos.

- É utilizada uma broca de acabamento composta à escolha para contornar e alisar a superfície folheada, conforme necessário.

- As coroas são experimentadas antes da cimentação. Pode ser necessário ajustar as larguras interproximais das coroas revestidas para permitir que as coroas assentem corretamente. Esta preocupação é maior nos casos em que o espaçamento interproximal era inadequado antes da preparação dos dentes.

Finalmente, os contornos gengivais e as alturas incisais das coroas são avaliados e as coroas são cimentadas da forma habitual.

A técnica de revestimento em consultório descrita resulta numa coroa durável e estética. O revestimento efetivo de cada coroa demora aproximadamente 3-5 minutos e pode ser facilmente ensinado a uma equipa auxiliar. O armamentário é constituído por materiais que se encontram habitualmente nos consultórios dentários. Weidenfeld et al (1994)[63] efectuaram um estudo in-vitro em 10 espécimes, nos quais foram colados grânulos de resina composta em SSC jato de areia. A resistência média ao cisalhamento medida foi de 3520 psi com um desvio padrão de 290 psi. Foi relatada a utilização bem sucedida de uma coroa de aço inoxidável diretamente revestida em pacientes com 2-3 anos de idade. Fouad S. Salama (1997)[65] realizou um estudo para determinar e avaliar a resistência de união ao cisalhamento e o padrão de fratura de um compómero (Dyract^{TM}) a coroas de aço inoxidável (SSCs) utilizando diferentes procedimentos de retenção mecânica e química. Concluiu que a resistência de união do Dyract às coroas de aço inoxidável poderia ser significativamente melhorada através da aplicação de meios de retenção mecânicos simples que poderiam estar disponíveis nos consultórios dentários. Khatri et al (2007)[66] efectuaram um estudo para avaliar e comparar a resistência de união ao cisalhamento da resina composta convencional e da resina nanocompósita ao SSC do incisivo primário jateado com areia. Verificou-se que a resina composta convencional e a resina nanocompósita tinham uma resistência média ao cisalhamento estatisticamente semelhante, com o nanocompósito a ter um pouco mais de resistência em comparação com o compósito convencional.

CAPÍTULO IV

COROAS DE AÇO INOXIDÁVEL PRÉ-FABRICADAS (PVSSC)

Com o avanço da era, há uma necessidade crescente de restaurações não metálicas. As preocupações estéticas levantadas pelos pais e a procura de melhores opções por parte dos pais a preços acessíveis, embora dispendiosas, levaram ao aparecimento das PVSSC no início da década de 1990. Foram inicialmente desenvolvidas para dentes anteriores, mas mais tarde foram desenvolvidas para molares decíduos. Algumas das PVSSC comercializadas para molares primários posteriores são as coroas Nusmile Primary Crowns (Houston TX), Kinder Krowns (St. Louis Park, MN) e Cheng Crowns (Exton PA).[67]

Estas coroas estão disponíveis com materiais de revestimento feitos de resina composta ou resina termoplástica ligada à coroa de aço inoxidável. As facetas estéticas são fixadas nas coroas de aço inoxidável utilizando diferentes abordagens de ligação mecânica e química. Os vários tipos de PVSSCs disponíveis comercialmente diferem em termos do método de fixação da faceta à SSC, das cores disponíveis, do comprimento da coroa, etc.[68]

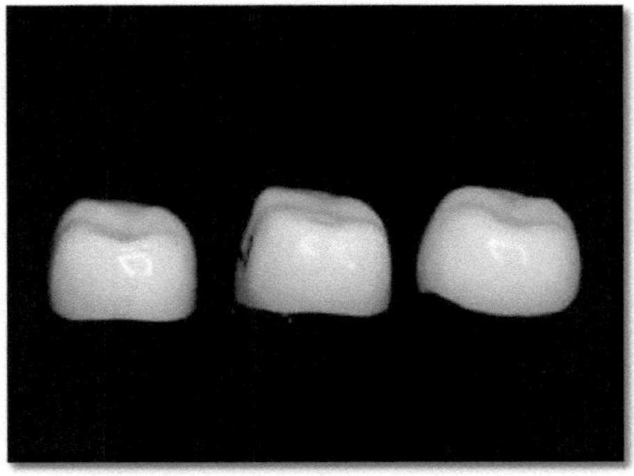

Fig 49: Kinder Krowns

Composição [69]

As coroas de aço inoxidável prevenidas são compostas principalmente por coroas de aço inoxidável e um material de revestimento.

➢ Os materiais utilizados para o revestimento são:

• Materiais termoplásticos.

• Resinas compostas e epoxídicas.

➢ Estes materiais são anexados ao SSC de acordo com o seguinte modelo:

• Apenas a superfície bucal.

• Superfície bucal e oclusal.

Vantagens e desvantagens da PVSSC:[68]

Vantagens:

1. Obtém-se um resultado esteticamente agradável com um tempo de trabalho relativamente curto.
2. Durabilidade.
3. Pode obter bons resultados em condições em que o controlo da humidade é difícil.

Desvantagens

1. A adição de resina cria um SSC mais espesso em comparação com um SSC convencional, pelo que é necessária uma preparação dentária mais extensa para permitir um ajuste e oclusão adequados.

2. O dentista não tem escolha quanto à cor da resina, e as coroas fornecidas são por vezes demasiado brancas para parecerem artificiais na boca.

3. As coroas pré-envernizadas são consideravelmente mais caras do que as coroas tradicionais em aço inoxidável.

4. A margem vestibular da coroa não pode ser frisada, porque o material de resina ligado pode soltar-se. Por conseguinte, a região não cravada não se ajusta com a mesma precisão que uma coroa de aço não revestida.

5. As formas de coroa que são experimentadas, mas que não se ajustam, não podem ser esterilizadas sob pressão com calor elevado, uma vez que isso danificaria a camada de resina aderente. Aconselha-se uma técnica de esterilização a frio.

6. A remodelação das facetas de resina é frequentemente necessária para eliminar o aspeto demasiado convexo caraterístico destas coroas. Isto, juntamente com o acabamento e o polimento após a remodelação, que ocupa o tempo adicional do laboratório ou da clínica.

7. Dificuldade em colocar coroas de aproximação múltiplas em pacientes com apinhamento ou perda de espaço devido ao volume da coroa.

8. O material de revestimento de resina é relativamente inflexível, quebradiço e tem tendência a partir-se quando sujeito a uma força forte. As PVSSCs podem ser reparadas utilizando cimento opaco Panavia e Tetric Flow ou Monoopaque e Tetric Flow.[15] Apesar de ser possível reparar a faceta, sugere-se que a coroa seja substituída se as facetas se fracturarem.[67]

Tipos de coroas de aço inoxidável pré-revestidas:

Pérolas Pedo[70,71]

Esta foi introduzida pela primeira vez em 1980. As Pedo Pearls são coroas de alumínio de calibre pesado revestidas com revestimento em pó de qualidade alimentar da FDA e resina epóxi. Servem como coroas permanentes definitivas para dentes decíduos. O revestimento de resina epóxi adere melhor à superfície de alumínio do que ao aço inoxidável. Está disponível em tamanho universal e pode ser usada em qualquer lado. É fácil de cortar e cravar, sem lascar ou descascar, e pode ser adicionado compósito, se necessário. No entanto, as coroas de alumínio são bastante macias, o que pode criar um problema de durabilidade a longo prazo. Da mesma forma, nas áreas de oclusão pesada, há normalmente um desgaste do revestimento branco. Apesar das suas limitações, estas coroas podem ser facilmente colocadas com uma estética razoável. Ao usar Pedo Pearls, é aconselhável preenchê-las com um compósito de cura automática ou dupla em vez de usar cimento de cimentação normal. Quando o revestimento de resina epóxi se desgasta no ponto de contacto com o dente oposto, pode ser remendado com mais compósito. As pérolas Pedo devem ser evitadas em pacientes com historial de bruxismo.

Coroas de Cheng:

Foram introduzidas em 1987 pelos Laboratórios de Ortodontia Peter Cheng. São coroas anteriores pediátricas em aço inoxidável que são baseadas em malha com uma qualidade superior de compósito fotopolimerizável. São coroas de aspeto natural, resistentes a manchas e estão disponíveis para dentes anteriores e posteriores.[71] Estas coroas não causam qualquer desgaste do dente oposto, no entanto a faceta pode fraturar durante o engaste.

Kinder Krowns:

Estas coroas foram introduzidas em 1989. Têm uma face de revestimento composto que é colada a uma base SSC fenestrada. Está disponível em duas tonalidades - a tonalidade Pedo 1, que é uma tonalidade branca branqueada, e a tonalidade Pedo 2, que é a tonalidade mais natural. Observa-se uma melhor retenção mecânica com o kinder krown porque foi concebido com um fecho incisal. Este fecho incisal também aumenta a área de superfície, o que leva a um aumento da ligação do revestimento.[69]

Coroas Dura:

As coroas Dura (1990) são coroas revestidas de polietileno de alta densidade. Podem ser frisadas tanto na margem facial gengival como na margem lingual. Podem ser facilmente festooned e facilmente aparadas com tesouras de coroa. Tem uma margem de borda de faca completa. Estas coroas estão disponíveis apenas numa única cor. Embora estas coroas ofereçam uma melhor estética, o engaste da porção metálica enfraquecerá o revestimento estético e poderá levar a uma falha prematura. Por conseguinte, deve ter-se o cuidado de obter um ajuste tão próximo quanto possível, de modo a reduzir a necessidade de engaste e a minimizar a dependência da resistência do cimento. Também requer uma redução extensiva do dente antes da colocação da coroa. Estas coroas estão disponíveis em tamanhos de 2 a 4 para dentes anteriores e de 3 a 5 para dentes posteriores.[72]

Coroa NuSmile:

As coroas NuSmile foram introduzidas em 1991. Têm um revestimento de faceta de compósito nano que é diretamente ligado à alumina que é jateada com um núcleo SSC. Está disponível em duas tonalidades: extra-clara e clara. Pode suportar cargas elevadas. As coroas Nusmile são polidas em vez de esmaltadas para reduzir o desgaste na dentição oposta. São fáceis de colocar, têm elevada resistência à fratura, maior compatibilidade e estabilidade da cor, com boa retenção. Estão disponíveis como coroas pré-revestidas e pré-contornadas.[69]

Coroas Whiter Biter:

As coroas Whiter Biter foram introduzidas no início da década de 1990. São coroas de aço inoxidável pré-fabricadas que têm um revestimento polimérico com uma composição híbrida de poliéster/epóxi. O revestimento é muito fino, mas não descasca nem lasca em condições normais de utilização e mastigação.[69]

Coroas folheadas a polietileno de alta densidade:[71]

São coroas pré-formadas estéticas que são revestidas com polietileno de alta densidade que é termoformado sobre uma coroa pré-formada em aço inoxidável.

Vantagens :

> Elevada elasticidade.

> O polietileno de alta densidade adapta-se ao dente por retenção mecânica e não se solta facilmente.

> O polietileno de alta densidade tem maior densidade em comparação com o revestimento composto que é normalmente utilizado.

Procedimento clínico para PVSSC posterior:[73]

As coroas estéticas consistem principalmente em coroas convencionais de aço inoxidável às quais foi adicionado um revestimento de compósito no laboratório. A faceta de compósito cobre os aspectos facial, oclusal, mesial e distal da coroa, e a sua espessura varia entre 0,6 mm na zona mesio-bucal e 1,5 mm na superfície oclusal.

As recomendações para as etapas do procedimento clínico são as seguintes:

1. O dente é preparado como para uma coroa de aço inoxidável padrão com uma maior redução circunferencial e oclusal.[7344] O volume do material deve ser tido em conta e, por isso, deve ser efectuada uma redução oclusal mínima de 2 mm. Isto pode ser feito com um diamante cónico de alta velocidade, diamante de futebol ou com uma simples broca de carbureto de fissura reta. Segue-se a redução circunferencial com um diamante cónico ou uma broca de carboneto cónico. A preparação deve terminar numa margem de borda de pena e estender-se ligeiramente subgengivalmente.[67]

2. A coroa não deve ser excessivamente forçada no dente. É encontrado o tamanho de coroa que melhor se adapta e a preparação do dente é aperfeiçoada para encaixar a coroa. Uma coroa corretamente colocada deve ter um ajuste passivo.

3. O aspeto lingual da coroa é ligeiramente frisado e os aspectos mesial e distal da coroa são ligeiramente contornados. Uma flexão excessiva da estrutura metálica por baixo do compósito pode, no entanto, fraturar o compósito.

4. O comprimento da coroa pode ser alterado aparando as margens gengivais com um disco de diamante. No entanto, não é provável que isto seja necessário se o dente tiver sido adequadamente preparado subgengivalmente.

5. Aquando da prova, a coroa deve encaixar passivamente, sem resistência, na posição de assentamento total. A oclusão deve ser verificada, uma vez que uma restauração "alta" pode levar à fratura prematura da face.

6. A oclusão pode ser refinada através da moldagem com uma broca de acabamento fino.

7. A cimentação é feita com um cimento de ionómero de vidro.

Estudos sobre a PVSSC posterior:

Waggoner et al (1995)[64] estudaram a força de cisalhamento necessária para deslocar a face de revestimento de quatro coroas (Kinder, NuSmile, Cheng, White Biter) e concluíram que - A coroa de aço inoxidável primária revestida Whiter Biter II foi significativamente mais capaz de resistir a uma força de cisalhamento no revestimento do que as outras três coroas comerciais testadas. O mecanismo de perda da faceta foi diferente para a Whiter Biter II em comparação com as outras coroas testadas. As facetas Whiter Biter exibiram falhas adesivas e foram desalojadas numa só peça, enquanto as outras três coroas sofreram uma falha mista adesiva/coesiva que resultou em pedaços, em vez da faceta inteira, serem desalojados. Baker et al (1996)[74] realizaram um estudo para avaliar a quantidade de força de cisalhamento necessária para fraturar, desalojar ou deformar a face estética da faceta de coroas primárias folheadas disponíveis no mercado. Concluíram que as coroas Cheng eram significativamente melhores quando comparadas com outras coroas disponíveis como NuSmile e Kinder Krowns. Anna Fuks et al (1999)[73] compararam o desempenho clínico de coroas estéticas para molares primários e concluíram que existem vários pontos subjectivos a considerar. A redução oclusal para coroas estéticas tem que ser maior do que para coroas convencionais, como sugerido pelo fabricante, para compensar a espessura da faceta. Isto pode ser um problema em dentes de crianças muito pequenas, onde a dentina é mais fina e os cornos pulpares são mais altos e mais próximos da superfície do que em crianças mais velhas. Uma redução oclusal mais agressiva nesses dentes pode resultar em exposição pulpar, embora isso não seja um problema em dentes pulpotomizados. A adaptação adequada da coroa estética na margem gengival vestibular é muito mais difícil de obter devido à sua espessura, que empurra e irrita o tecido gengival vestibular. Este facto é agravado pela impossibilidade de franzir a coroa nesta área; embora se possa fazer algum franzido nas margens lingual e proximal. As coroas devem ter um ajuste frouxo, uma vez que a pressão cria tensão que pode pôr em risco a estabilidade da face. As novas marcas de coroas parecem ter ultrapassado este problema. O resultado estético final nem sempre agrada aos pais, uma vez que as coroas são bulbosas e sobressaem ao lado dos dentes adjacentes mais delicados e de aspeto natural. Roberts et al (2001)[75] relataram que 32% das coroas perderam parte do revestimento estético ao longo de um período de 20 meses. Guelmann et al (2003)[76] referiram que as coroas Dura Crown, Kinder Krown e NuSmile eram significativamente mais retentivas quando se combinavam engaste e cimento do que as coroas de aço inoxidável não revestidas. MacLean et al (2007)[77] realizou um estudo retrospetivo durante um período de 5 anos para explorar os resultados clínicos das coroas Nusmile. Concluiu que as coroas Nu Smile são as restaurações de cobertura total clinicamente mais bem sucedidas para os dentes decíduos anteriores com cárie severa em termos de fissuração, desgaste, lascagem, retenção da coroa e adaptação marginal. Gupta et al (2008)[78] concluíram que a resistência à fratura do revestimento das coroas frisadas NuSmile era comparável à das coroas não frisadas. As coroas frisadas, no entanto, foram associadas a uma maior perda de superfície da faceta. Evelina et al (2014)[79] compararam as coroas Nusmile e Kinder Krowns para dentes posteriores e concluíram que ambas as coroas apresentaram um sucesso clínico e radiográfico semelhante após um ano e satisfizeram claramente as expectativas estéticas dos pais e dos pacientes. Não foi possível prever a perda de revestimento das facetas, mas a maioria das coroas manteve um aspeto estético quando a criança sorriu. As coroas de aço inoxidável pré-fabricadas (PVSSCs) colocadas em primeiros molares superiores primários tinham significativamente mais fracturas de face oclusal do que as colocadas em primeiros molares inferiores primários. As PVSSCs em segundos molares mandibulares primários apresentaram significativamente mais fracturas do que as suas contrapartes maxilares. As coroas Kinder Krowns foram mais propensas a fraturar no primeiro ano após a colocação em comparação com as coroas NuSmile e esta diferença foi estatisticamente significativa. O'Connel et al (2014)[80] avaliaram o desempenho clínico de três anos de coroas posteriores de aço inoxidável preveneered, nomeadamente NuSmile e Kinder Krowns. O desempenho clínico de ambos os tipos de coroas foi semelhante e bem-sucedido após três anos. A fratura facial ocorreu em 47% das coroas, mas teve um impacto mínimo no valor estético ou na satisfação dos pais na maioria dos casos. Embora proporcionem uma alternativa estética satisfatória, os pais devem ser alertados para a possibilidade de perda da faceta ao longo do tempo. Evelina et al (2015)[81] avaliaram o sucesso de uma técnica direta na cadeira para reparação de facetas estéticas de NuSmile e Kinder Krowns. Este método utilizou o sistema Co-Jet para pré-tratar a subsuperfície metálica exposta e resina composta (Herculite XRV). Devido à fraca retenção do compósito reparado, este protocolo não pode ser recomendado de forma rotineira para a reparação in vivo de coroas de aço inoxidável pré-fabricadas com faces fracturadas. Pode ser considerado como um procedimento provisório em casos seleccionados.

Coroas de aço inoxidável pré-fabricadas primárias anteriores

Estão disponíveis coroas de aço inoxidável de vários fabricantes que têm um material da cor do dente, normalmente resina composta, colado na superfície facial num procedimento laboratorial. Algumas das formas de coroa são ligadas a uma malha soldada na coroa e outras são simplesmente fundidas quimicamente à superfície metálica. Estas coroas não têm praticamente nenhuma estrutura metálica evidente.[6179]

Técnica

O PVSSC pode ser colocado por técnica indireta ou direta.

Preparação indireta de dentes para colocação de PVSSC[64]

Croll e Helpin (1996) descreveram um método em que as coroas são primeiro experimentadas nos moldes de estudo e depois colocadas nos dentes dos pacientes.

- Na consulta de exame, é registada uma impressão anterior em alginato e são feitos moldes de estudo.

- A preparação prospetiva da coroa é simulada nos moldes de gesso antes do tratamento de restauração programado.

- É selecionada qualquer coroa disponível no mercado que se adapte à preparação proposta e tenha uma dimensão mesio-distal e labio-lingual adequada.

- Depois de concluídas todas as preparações da pedra, a forma da coroa selecionada é cortada no comprimento adequado com um disco de diamante de ângulo reto e frisada na região onde não há resina colada.

- O revestimento de resina é então contornado à medida para eliminar o aspeto convexo excessivo.

- A superfície de resina é acabada e polida com discos de óxido de alumínio de vários grãos utilizados numa peça de mão de baixa velocidade. A preparação das formas da coroa folheada desta forma, antes da consulta marcada para o paciente, pode poupar tempo na consulta de tratamento.

- As formas de coroa preparadas são posicionadas no molde de gesso o mais próximo possível da sua futura posição na boca.

- Na consulta de tratamento, a cárie é removida da superfície do dente e a terapia pulpar é efectuada, se necessário.

- As estrias longitudinais são cortadas no esmalte para aumentar a área de superfície da interface entre o cimento e o dente para uma adesão e retenção óptimas.

- A coroa é miniaturizada de tal forma que a forma de coroa cimentada irá recriar em todas as dimensões o que foi perdido devido à destruição cariosa e à preparação do dente.

- Parte da protuberância do esmalte cervical da coroa anatómica é retida durante a preparação, de modo a que a margem coronal frisada possa envolver os rebaixos naturais para melhorar a retenção.

- As coroas são experimentadas, o contacto incisal é determinado e a orientação especial de cada coroa é estabelecida.

- A cravação marginal final e o polimento são então completados com pedra abrasiva de peça de mão reta, rodas de borracha e polimento Tripoli.

- A cimentação da coroa é feita com ionómero de vidro ou cimento de ionómero de vidro modificado por resina apenas com pressão digital. As coroas anteriores de aço inoxidável não devem ser cimentadas com um instrumento duro, uma vez que pode destacar a resina colada da superfície de aço. O excesso de cimento é cuidadosamente limpo com instrumentos manuais.

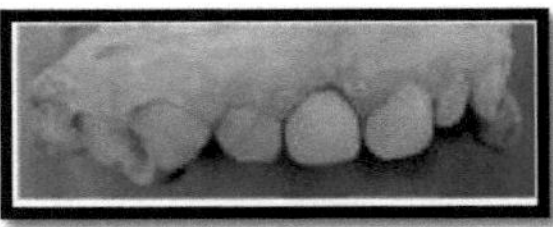

Fig. 50: Coroas preparadas sobre o gesso

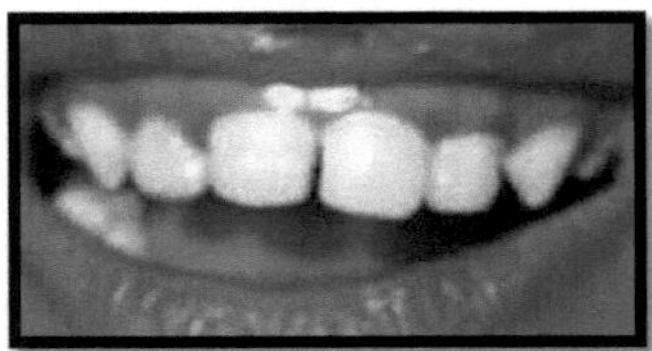

Fig. 51: Coroas cimentadas na cavidade oral

Técnica direta de PVSSC anterior

Os PVSSCs disponíveis comercialmente são utilizados nesta técnica. O dente é preparado de acordo com as normas de redução facial de 1 mm, redução incisal de 1,5 mm, redução lingual e proximal de 0,5 mm e margem gengival em forma de pena. Todos os ângulos de linha são arredondados. O restante procedimento de entrega é o mesmo que o método indireto.[61] A técnica acima é conhecida por dar resultados satisfatórios. No entanto, Weindenfeld (1994) acreditava que os PVSSC disponíveis comercialmente são muitas vezes difíceis de encaixar devido a problemas com o corte e a crimpagem da superfície pré-fabricada.[63]

Estudos sobre o PVSSC anterior:

Waggoner e Cohen (1995)[82] testaram as coroas Kinder Krowns, Whiter Biter II, NuSmile e Cheng. Descobriram que o revestimento da Whiter Biter II exibiu a maior força de cisalhamento e retenção em comparação com as outras marcas. Acreditaram que, nas coroas Whiter Biter II, a plasticidade do material de revestimento permite que ele se flexione sob força. Baker et al (1996)[74] testaram a resistência de união ao cisalhamento das mesmas 4 marcas de PVSSC que Waggoner tinha testado. É interessante notar que, ao contrário do estudo de Waggoner e Cohen, Baker et al descobriram que o grupo da coroa Whiter Biter apresentou a menor quantidade de resistência de união ao cisalhamento. A diferença nos dados pode dever-se ao facto de o estudo de Baker ter embebido as coroas durante 90 dias antes da termociclagem. A sorção de água pode ter influenciado a resistência de união de certas facetas de resina. Al - Shalan et al (1997)[63] avaliaram a reparação de facetas labiais fracturadas in vitro utilizando 5 agentes de ligação, nomeadamente, Multipurpose Adhesive bond (3M Dental products), Ellman Adhesive (Ellman Int), Ceramic Adhesive system (Ceramco, Inc), All-bond adhesive system (Bisco Dental Products) e Caulk Adhesive system (Dentsply Int. Inc.). A maior força de adesão foi obtida com o sistema Caulk. É interessante notar que não houve diferença estatisticamente significativa entre o grupo que recebeu preparação mecânica com diamante e o grupo não preparado. Croll (1998)[60] relatou uma retenção bem sucedida de PVSSC (coroas NuSmile) numa criança com 2,5 anos de idade após 1 ano de acompanhamento. Roberts et al (2001)[71] examinaram a durabilidade de 38 coroas Whiter Biter II colocadas durante a anestesia geral. No acompanhamento de 21 meses, 6 (8%) coroas apresentaram perda parcial do revestimento facial e 9 (24%) coroas apresentaram perda completa do revestimento de resina. As falhas ocorreram mais frequentemente na interface entre a faceta de resina e a resina metálica.

Estatisticamente, um overjet maior dos incisivos aumentou a probabilidade de falha da faceta de resina. Embora a maioria dos pais do estudo estivesse satisfeita com as coroas, expressaram preocupação com o tamanho grande, a cor e a visualização de algum metal. Hosoya et al (2002)[83] compararam os valores colométricos de dois tipos diferentes de coroas estéticas de aço inoxidável com os valores colorimétricos de dentes anteriores decíduos. Os valores colorimétricos da ssc revestida com resina composta (Kinder Krown) e da ssc revestida com epóxi (coroa de aço branco) foram medidos com um medidor de diferença de cor. A análise revelou que a Kinder Krown e a White Steel Crown eram substancialmente diferentes da cor dos dentes anteriores primários. Shah et al (2004)[82] realizaram um estudo transversal retrospetivo em 46 dentes de 12 crianças para avaliar o sucesso clínico e a satisfação dos pais com o uso de Kinder Krown em dentes decíduos. Clinicamente, foram avaliadas a retenção da coroa, a retenção do revestimento e o desgaste da faceta de resina. Após um acompanhamento de 3 anos, todas as coroas estavam presentes na boca e a fratura da resina, resultando na perda parcial ou total da face, foi observada em 24% das coroas. Concluiu-se que as coroas pré-fabricadas com faces de resina apresentaram uma baixa taxa de insucesso e a satisfação dos pais com o tratamento foi positiva. Mc Lean et al (2007)[77] exploraram os resultados clínicos das coroas anteriores Nusmile e avaliaram a presença de coroa, lascas, desgaste, fissuras, localização da margem através de exame clínico e radiográfico. Concluiu-se que as coroas anteriores Nusmile são restaurações clinicamente bem sucedidas para incisivos primários com cáries precoces na infância. Gupta et al (2008)[78] realizaram um estudo para determinar se o engaste do aspeto lingual de uma coroa primária anterior de aço inoxidável pré-fabricada disponível no mercado afecta a resistência à fratura das facetas do revestimento. Concluiu-se que as coroas frisadas estavam associadas a uma maior perda de facetas. Oueis et al (2010)[72] realizaram um inquérito para avaliar a utilização de PVSSC anterior por 2.600 dentistas pediátricos que eram membros activos da Academia Americana de Odontopediatria. Concluiu-se que a coroa anterior folheada a aço inoxidável é uma restauração comum para tratar dentes anteriores primários entre os dentistas pediátricos. Duhan et al (2015)[84] compararam o desempenho clínico de compósito, coroas em tira, restauração biológica e compósito com banda de aço inoxidável quando utilizados para a construção coronal de dentes anteriores. Um total de 52 dentes anteriores decíduos foram divididos aleatoriamente em quatro grupos iguais com 13 dentes em cada grupo. Os dentes do grupo I foram restaurados com compósito, os do grupo II com coroas em tira, os do grupo III com restauração biológica e os do grupo IV com compósito reforçado com banda de aço inoxidável no grupo IV. Concluiu-se que a coroa em tira e a restauração biológica foram mais bem aceites pelos pais. Assim, as coroas de aço inoxidável são as restaurações mais fáceis e mais duradouras. A modificação da coroa de aço inoxidável de face aberta e da coroa de aço inoxidável pré-fabricada tem todas as vantagens da SSC e evita a desvantagem crítica da aparência metálica. Com uma preparação adequada do dente, manuseamento cuidadoso da SSC e utilização de cimento de ionómero de vidro modificado com resina como agentes de cimentação, mesmo os incisivos primários severamente danificados podem ser restaurados de forma atractiva e mantidos até à sua esfoliação normal.[60]

CAPÍTULO V

COROAS DE ZIRCONIA (Coroas de Zr)

Introdução:

As restaurações em zircónia não são novidade no mundo dentário. A zircónia é atualmente a cerâmica dentária mais forte disponível e proporciona uma aparência estética inigualável. É uma cerâmica policristalina sem componente de vidro. É um polimorfo que ocorre em três formas:

> Monoclónico - zircónio puro estável a 1107 C ^{0}

> Tetraclónica - zircónio puro estável acima de 1107 C ^{0}

> Face cúbica - zircónio puro estável a 2370 C^0

A expansão do volume causada pelas diferentes formas de zircónia induz uma grande tensão que leva a zircónia a fissurar. Ao adicionar uma pequena quantidade de ítria, estas mudanças de fase são eliminadas e o material resultante tem uma elevada resistência à compressão, elevada resistência à fratura, resistência à corrosão, durabilidade e biocompatibilidade.[69] Embora a zircónia seja amplamente aceite como um material de restauração para a dentição permanente, é um material de restauração relativamente novo para a dentição primária.

As coroas de zircónio foram introduzidas por John P Hansen & Jeffery P Fisher em 2010. A zircónia é uma forma de dióxido cristalino de zircónio que tem propriedades mecânicas muito semelhantes às dos metais e é da cor dos dentes. As coroas EZ foram as primeiras coroas de zircónio fabricadas. A EZ Pedo Company desenvolveu coroas pedonais de zircónio monolítico como coroas anteriores e posteriores. São um material sólido da cor do dente. Mais recentemente, foi

96

desenvolvido um novo tipo de material cerâmico, baseado em dióxido de zircónio, que é policristal de zircónia tetragonal estabilizada com ítria (Y-TZP) e tem uma capacidade única de resistir à propagação de fissuras. Este material é mais adequado para utilização na cobertura total de dentes posteriores.[71]

A investigação atual sobre a adaptação passiva de coroas de zircónia pré-fabricadas para dentes anteriores primários é limitada. Algumas das coroas de zircónia pediátricas disponíveis comercialmente são discutidas:[68]

a) E Z Coroas Pedo

b) Coroas de zircónio NuSmile

c) Coroas pediátricas em zircónio Kinder

EZ Pedo Crowns:

É fornecido com a tecnologia de retenção patenteada denominada "zir - lock ultra", ou seja, ranhuras de retenção que se estendem até às margens da coroa, evitando a lavagem do cimento. Também evita a entrada de bactérias nocivas a partir da margem da coroa e proporciona duas vezes mais área de superfície quando comparada com outras restaurações estéticas para colagem. A retenção adicional é fornecida através de jato de óxido de alumínio[69].

Coroas de zircónio Nusmile:

É constituído por cerâmica monolítica Zr de alta qualidade. Tem uma durabilidade acrescida e uma resistência superior à do esmalte. A translucidez da cerâmica Zr proporciona uma excelente estética e evita o problema de dentes escuros através de dentes tratados pulparmente. Com o Nusmile, são fornecidas coroas de prova para verificar o ajuste antes da cimentação final do tamanho selecionado. Esta caraterística não só poupa tempo ao médico, como também elimina passos adicionais e problemas associados à desinfeção da coroa[69]. Estas coroas estão disponíveis em várias tonalidades e tamanhos, como se segue[85] :-

As coroas para caninos superiores anteriores e inferiores estão disponíveis nos tamanhos 0-6, as coroas para incisivos inferiores estão disponíveis nos tamanhos 1-4 e as coroas posteriores estão disponíveis nos tamanhos 1-4.

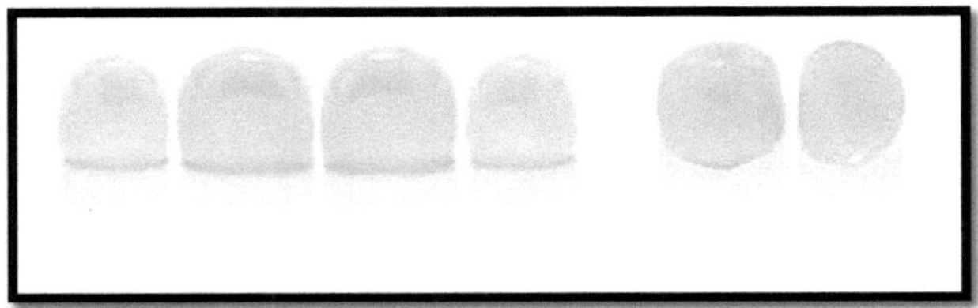

Fig 52: Coroas de zircónio anteriores

As coroas anteriores superiores são fabricadas à direita e à esquerda. Os incisivos inferiores são fabricados num estilo universal.

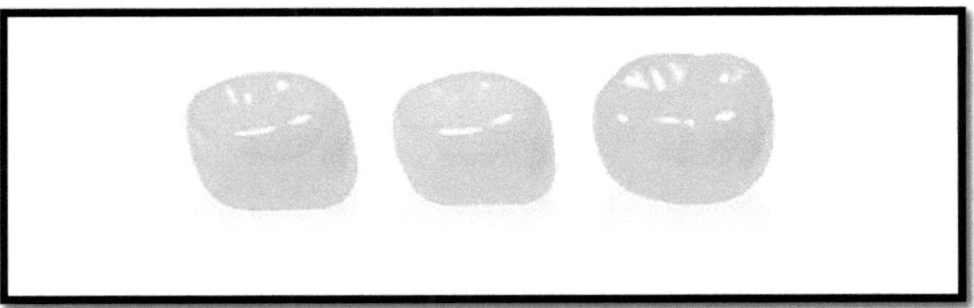

Fig 53: Coroas posteriores em zircónio

As coroas posteriores são fabricadas à direita e à esquerda, superior e inferior. Os 1ºs molares primários estão disponíveis em Regular ou Estreito.

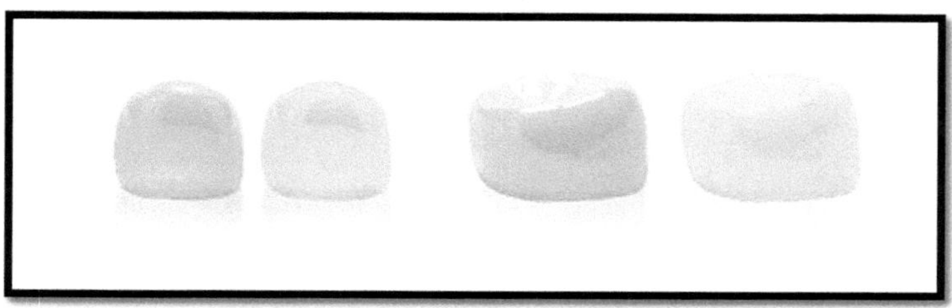

Fig 54: Extra Ligeiro ou Ligeiro

Coroas claras = Pedo 3-4/ Vita B1shade. A cor clara pode proporcionar uma melhor correspondência de cor em algumas aplicações num único dente. Coroas extra claras = Pedo 1/ Tom branqueado.

Kinder Krowns Zr:

Baseia-se na tecnologia nano e produz zircónia mais consistente e de alta qualidade. Tem uma superfície polida para reduzir o desgaste do esmalte oposto. Tem um sistema de retenção interno que bloqueia a restauração após a cimentação e também fornece uma área de superfície adicional para a ligação. A margem fina de penas da zircónia kinder krown faz com que a coroa pareça o mais natural possível. Está disponível em dois tamanhos: tamanho médio e tamanho normal. Os tamanhos médios são concebidos para os primeiros e segundos molares primários para aliviar os problemas de assentamento em situações em que estão a ser colocadas coroas adjacentes ou quando existe uma grande perda de espaço.[69]

Os Kinder Krowns Zr estão disponíveis nos seguintes tamanhos:-

Coroas primárias anteriores disponíveis nos tamanhos 1, 2, 3, 4, 5, 6.

As coroas primárias posteriores estão disponíveis nos tamanhos 1.5, 2, 2.5, 3, 3.5, 4, 4.5, 5, 5.5, 6, 6.5, 7.

Vantagem das coroas de zircónio:[69]

- ➢ Elevada resistência e tenacidade.

- ➢ Resiste ao desgaste.

- ➢ Suficientemente translúcido para ser comparável aos dentes naturais.

- ➢ Menos preparação dos dentes em comparação com as coroas de aço inoxidável pré-fabricadas.

- ➢ O componente estético não contém metal fundido, ao contrário do PVSSC.

- ➢ Disponível em vários tamanhos, formas e cores.

- ➢ Biocompatível - Foi demonstrado que a zircónia não aumenta a adesão e o crescimento bacteriano, pelo que a biocompatibilidade da superfície e as margens gengivais finas das coroas não comprometem a saúde gengival. [77]

- ➢ Estas coroas podem ser utilizadas em pacientes sensíveis ao níquel.

Desvantagens das coroas de zircónio:[69]

- ➢ Efeito abrasivo no dente oposto.

- ➢ Custo elevado.

Procedimento clínico para coroas anteriores de zircónia:

As coroas de zircónio também têm sido utilizadas para dentes anteriores primários com resultados clínicos bem sucedidos.

Procedimento:

Após a administração de anestesia local e a colocação do dique de borracha, o dente é preparado reduzindo 0,5-1 mm facialmente com a broca de chanfro EZ Prep 002, 0,75-1,25 mm lingualmente com a broca de chama EZ Prep 003, 1,5-2 mm incisalmente com a broca de rosca EZ Prep 001 e 1-2 mm subgengivalmente com a broca de chama EZ Prep 004.

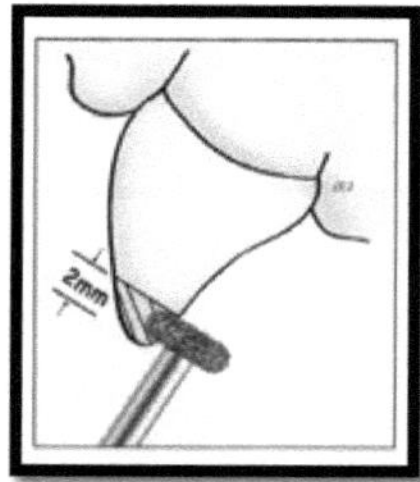

Fig. 55: Redução Incisal

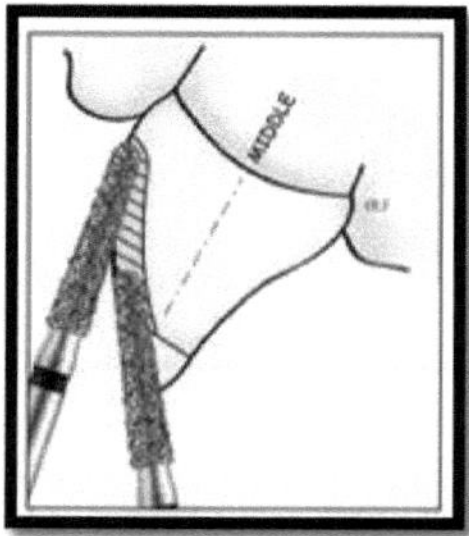

Fig. 56: Redução facial

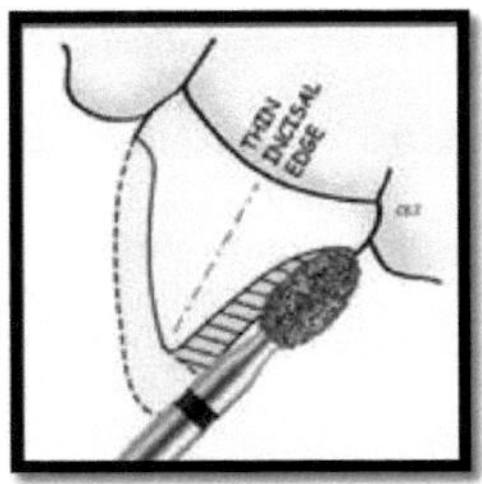

Fig. 57: Redução lingual

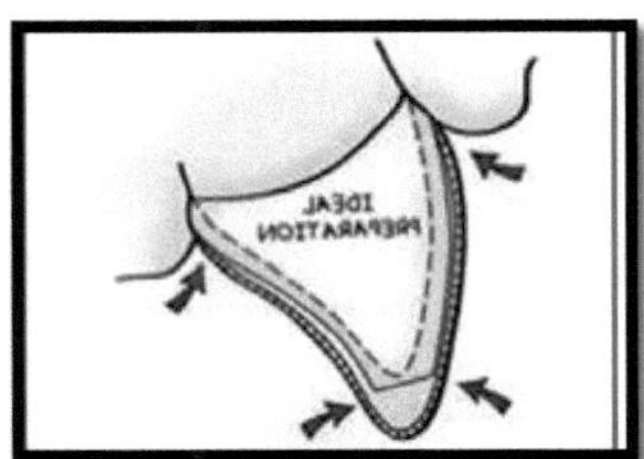

Fig. 58: Margem subgengival

Uma vez estabelecida a adaptação passiva da coroa, esta é retirada, limpa e cimentada com cimento de ionómero de vidro.

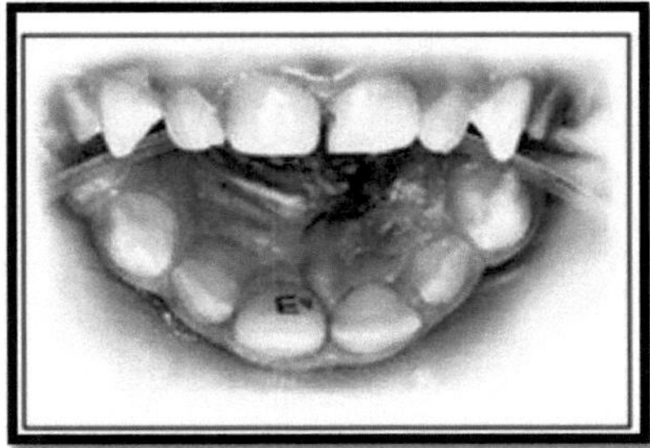

Fig. 59: Coroa de zircónio colocada no incisivo central primário

Walia et al (2014)[86] compararam os resultados clínicos de três restaurações estéticas coronais completas (coroas de tiras de compósito, SSC pré-fabricadas e coroas de zircónia primária pré-fabricadas) em incisivos superiores primários cariados e traumatizados. Os resultados avaliados foram a falha da restauração, o desgaste dos dentes opostos e a saúde gengival. Concluíram que as coroas de zircónia são altamente retentivas e biocompatíveis, mas causam uma abrasão de baixo grau da dentição oposta no acompanhamento de 6 meses, quando comparadas com outras restaurações coronais. Ashima et al (2014)[87] relataram a restauração de um incisivo primário maxilar grosseiramente cariado com tratamento endodôntico seguido da colocação de uma coroa de zircónia. Durante um período de 30 meses, as coroas demonstraram uma boa retenção e resultados estéticos. Youn et al (2015)[88] relataram resultados bem-sucedidos após tratamento de reabilitação estética com restaurações de zircónia em dentes primários com cáries precoces na infância. Após 18 meses de acompanhamento, os pacientes e os seus cuidadores estavam satisfeitos com a coroa de zircónia como restauração de dentes anteriores. Holsinger (2016)[89] avaliou o sucesso clínico e a satisfação dos pais com coroas de zircónia pediátricas anteriores. Foi realizada uma análise retrospetiva de coroas de zircónia pediátricas anteriores maxilares. As coroas foram avaliadas quanto à retenção, saúde gengival, correspondência de cor, contorno, integridade marginal e desgaste do dente oposto. A satisfação dos pais foi registada com a ajuda de um questionário. Relataram que as coroas de zircónia eram clinicamente aceitáveis e a satisfação dos pais era elevada com a utilização destas coroas.

Procedimento clínico para coroa de zircónia posterior:[90]

Os passos na preparação do dente para colocar a coroa de zircónio são os seguintes (de acordo com os fabricantes das coroas EZ Pedo):-

Corte de profundidade oclusal:

Prepara-se um canal na crista marginal mesial com uma espessura da broca de rosca EZ-Prep 001 (disponível com os fabricantes de coroas EZ pedo). O mesmo é repetido na crista marginal distal. A restante porção oclusal da coroa é cortada e misturada com os cortes de profundidade mesial e distal para criar uma redução oclusal uniforme. Se os primeiros molares permanentes não tiverem erupcionado, então a metade distal da mesa oclusal dos segundos molares decíduos é preparada até 2 mm. Este ajuste irá reduzir a possibilidade de a oclusão dos segundos molares ser ligeiramente elevada, particularmente quando se fazem coroas nos segundos molares opostos.

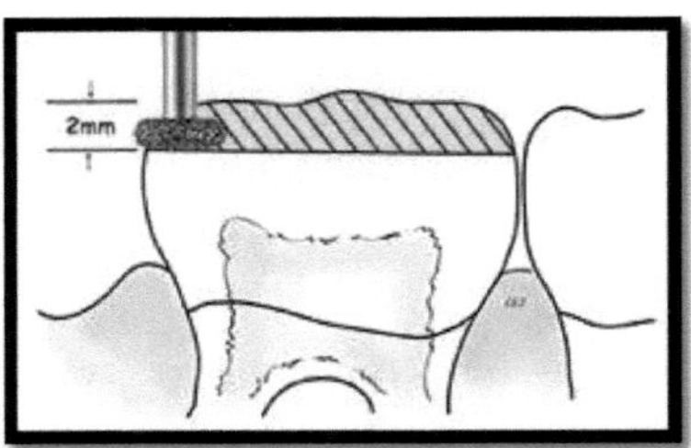

Fig. 60: Redução oclusal

Corte em profundidade axial:

Mantendo a broca EZ-Prep 002 perpendicular à mesa oclusal, é criada uma margem de chanfro ao nível gengival igual à espessura total da ponta da broca. Este corte de profundidade axial na margem criará automaticamente a quantidade correcta de redução axial noutro local (0,85-1,5 mm) sobre a espessura da broca de chanfrar EZ-Prep 002.

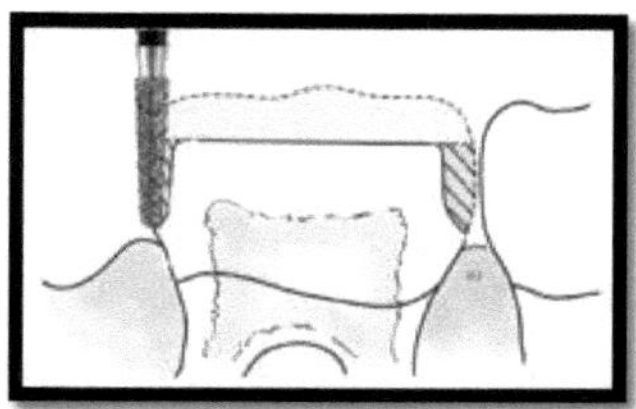

Fig. 61: Redução da profundidade axial

Redução axial subgengival:

Com a broca de chama EZ Prep 004, a margem do chanfro ao nível do tecido é removida. A broca é mantida paralela ao longo eixo do dente, começando 0,5 mm subgengivalmente e depois indo ligeiramente mais fundo subgengivalmente em cada passagem, o que ajuda a minimizar o trauma no tecido, reduzindo assim a hemorragia gengival. Na remoção da margem do chanfro, a ponta da broca, ou seja, 2 mm completos, é alargada subgengivalmente. Enquanto abraça a broca axialmente ao longo da superfície da raiz, são efectuadas 5 passagens circunferenciais. Toda a margem do chanfro deve ser removida, deixando uma transição suave da raiz, passando pela JCE, para o dente coronal. A protuberância vestibular deve ser completamente removida para permitir um ajuste passivo.

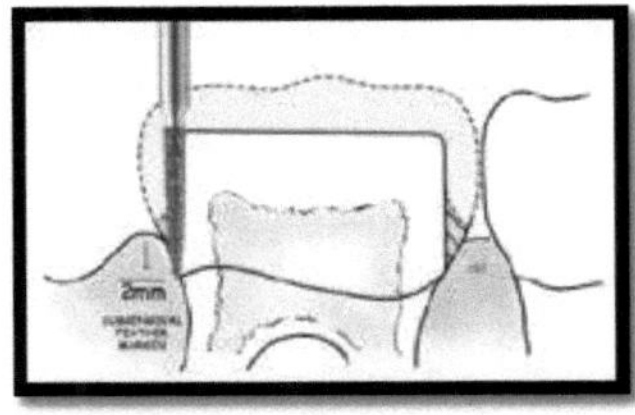

Fig. 62: Redução axial subgengival

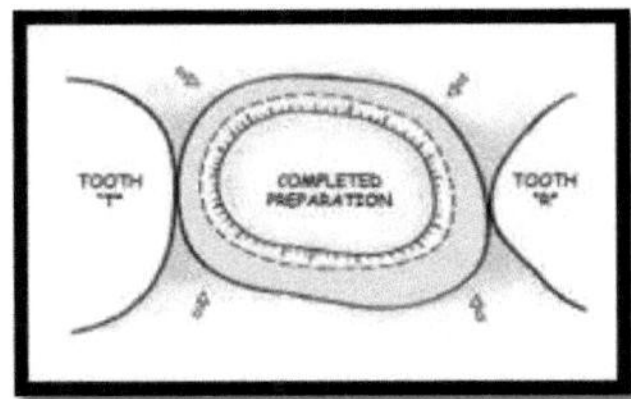

Fig. 63: Preparação da coroa concluída

Ajuste da coroa de zircónio:

As coroas de zircónia podem ser aparadas com diamante fino de alta velocidade e com água adequada, uma vez que o calor excessivo pode causar fracturas na estrutura cerâmica da coroa. Os ajustes oclusais e interproximais não são recomendados, uma vez que irão remover o esmalte da coroa e possivelmente criar uma área fraca de cerâmica fina.

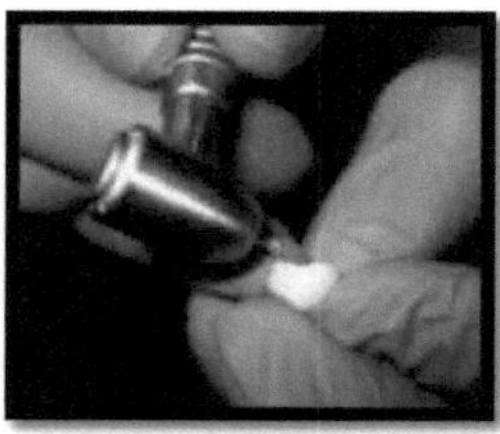

Fig. 64: Ajustes da coroa de zircónio

Adaptação passiva:

A coroa de tamanho adequado deve encaixar passiva e completamente na subgengiva sem distorção do tecido gengival. As coroas EZ-Pedo têm ranhuras internas ZirLock que aumentam a área de superfície global para retenção, melhorando assim o sucesso clínico global.

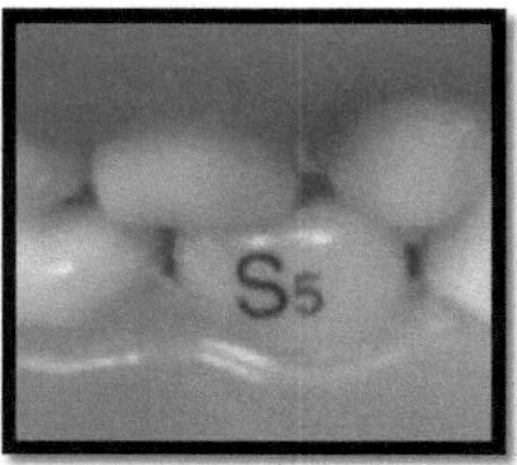

Fig. 65: Coroa de zircónio cimentada

Preparação para a cimentação:

A preparação é enxaguada e todo o sangue e resíduos são removidos do dente. A superfície interna da coroa é limpa cuidadosamente com peróxido ou álcool para remover os resíduos intra-orais. Se a hemorragia persistir, o preparado é espremido com uma gaze húmida de 2x2 polegadas ou aplica-se Superoxol no tecido com uma microescova.

Cimentação:

O cimento de ionómero de vidro é utilizado para preencher completamente a coroa, eliminando os vazios internos. A coroa deve permanecer intacta até o cimento endurecer completamente. Limpar o excesso de cimento do rebordo facial permitirá uma visão facial mais clara e assegurará um melhor alinhamento final, melhorando drasticamente o aspeto estético final. A rotulagem dos dentes pode ser raspada com uma escavadora de colher ou polida com uma pasta profiláctica grosseira.[54]

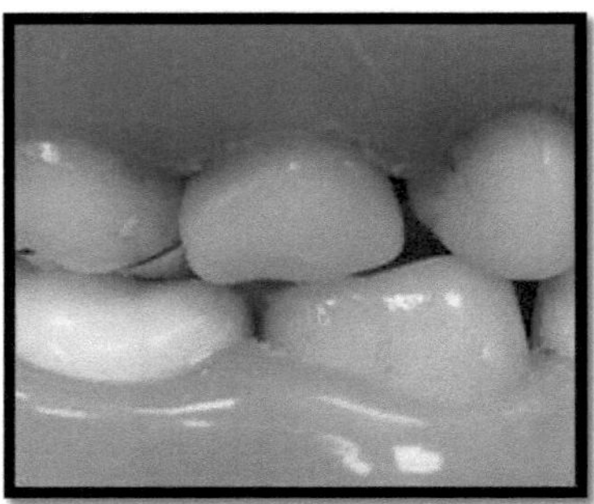

Fig 66: Coroa de zircónio

Townsend et al (2014)[91] compararam as forças necessárias para fraturar restaurações estéticas de cobertura total e concluíram que as forças necessárias para fraturar as coroas de aço inoxidável prevenidas (NuSmile) eram maiores do que as forças necessárias para fraturar as coroas de zircónia de todos os fabricantes (NuSmile, Kinder, EZ pedo). Clark et al (2016)[92] avaliou a quantidade de preparação dentária necessária para diferentes restaurações estéticas. A redução dentária para coroas de zircónia anteriores foi equivalente entre as marcas, embora fosse necessária mais redução dentária quando comparada com coroas de aço inoxidável. Para os dentes posteriores, a redução para três marcas (EZ Pedo, Kinder Krowns, NuSmile) não diferiu, enquanto a Cheng Crowns exigiu mais redução. Ghada et al (2016)[93] avaliaram o desgaste de dentes primários em relação a três tipos de coroas, nomeadamente zircónia, aço inoxidável prevenido e coroa de aço inoxidável. Concluíram que as coroas de zircónio induziram o desgaste mais severo nos molares primários, seguidas pelas coroas de aço inoxidável, e o menor desgaste foi induzido pelas coroas de aço inoxidável pré-fabricadas. O zircónio tem a dureza de superfície mais forte dos três materiais e, convencionalmente, acredita-se que uma maior dureza causa mais desgaste. Além disso, a rigidez e o módulo de elasticidade da zircónia são muito superiores aos do esmalte, o que pode contribuir para o grande desgaste. Desde o início dos anos 90, as crianças que necessitavam de coroas para restaurar dentes lascados ou severamente cariados não tinham outra opção senão o aço inoxidável ou os compósitos à base de resina. Muitas vezes, a estética ou a durabilidade eram algo decepcionantes tanto para o dentista como para os pais. Felizmente, os dentistas de hoje têm várias opções esteticamente apelativas que podem oferecer, com as coroas de zircónio à cabeça da classe. A superioridade estética, juntamente com uma durabilidade e biocompatibilidade inigualáveis, fazem das coroas de zircónio uma excelente opção para restaurações de coroas anteriores primárias e também para muitas restaurações de coroas posteriores.

CAPÍTULO VI

COROAS DE POLICARBOXILATO

Coroas anteriores primárias de policarboxilato

As coroas de resina acrílica ou coroas de policarbonato são utilizadas para restaurar dentes decíduos anteriores e dentes permanentes jovens. São esteticamente aceitáveis e menos dispendiosas. Mesmo quando o esmalte disponível é insuficiente para a colagem, as coroas de acrílico ou de policarbonato são úteis para restaurar dentes anteriores. As coroas de policarboxilato (Kudos TM - coroas provisórias pediátricas) são fáceis de utilizar e manusear, reduzem consideravelmente o tempo de consulta e estão disponíveis como coroas e pontes individuais ou para toda a arcada, tanto para dentes anteriores como posteriores maxilares e mandibulares.[94]

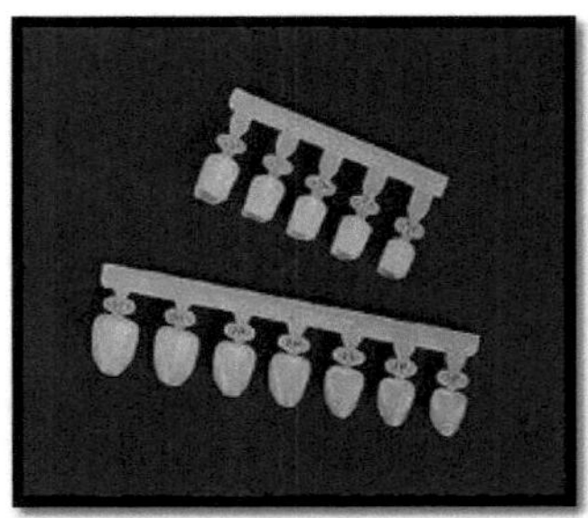

Fig 67: COROAS DE POLICARBOXILATO

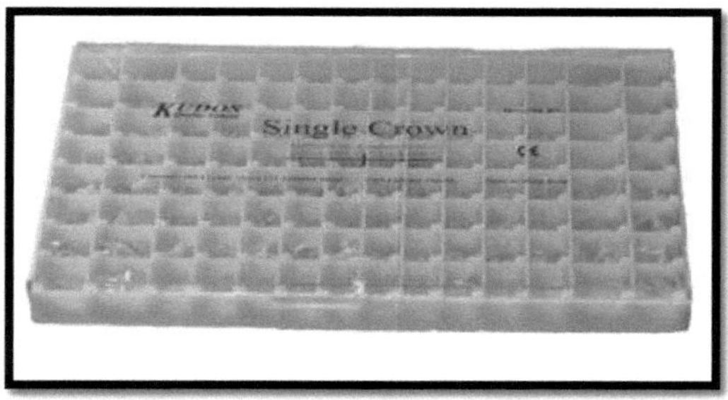

Fig. 68: Coroas de policarboxilato Kudos TM

Armamentário

Os seguintes instrumentos são necessários para a colocação de coroas de policarboxilato:

1) Bur - 169 L ou 69 L e 34 S.

2) Pequenas rodas de diamante.

3) Coroas de policarboxilato.

4) Laje de vidro e espátula de cimento.

5) Cimento de fosfato de zinco e material de enchimento de resina acrílica anterior (para cimentação).

Procedimento[95]

Mink e Hill (1973) descreveram o seguinte procedimento para a preparação de um dente anterior primário para uma coroa de policarboxilato:

- A anestesia local é administrada

- A seleção da coroa

- Colocação de diques de borracha

- Remoção de cáries

- Proteção da pasta

- Preparação dos dentes

- Adaptação da coroa

- Desbaste no interior da coroa

- Cimentação da coroa

- Acabamento das margens cervicais da coroa

Seleção da coroa:

Quando se utiliza a coroa de policarboxilato ou qualquer coroa de plástico pré-formada, o dente é preparado para encaixar a coroa. Muitas vezes é necessário alterar a preparação, bem como a coroa, para obter um bom ajuste da coroa.

A seleção da coroa pode ser efectuada utilizando o divisor como guia de ajuda. É necessário selecionar um tamanho maior ou menor mesmo quando se utiliza o divisor. A coroa é colocada no dente e o comprimento e a largura são verificados. Se existir um espaço natural, como o espaço primata, o tamanho da coroa é selecionado de forma a manter esse espaço.

Remoção de cáries e proteção da polpa:

A escavação da cárie é concluída para determinar se há envolvimento da polpa. Se for indicada a terapia pulpar, esta é efectuada nesta fase. Se a polpa não estiver exposta, as áreas profundas de dentina exposta devem ser cobertas com base de hidróxido de cálcio.

Preparação dos dentes:

Se o dente estiver intacto na região cervical, pode ser efectuado um preparo da coroa em jaqueta sem ombro, semelhante ao preparo da coroa de aço inoxidável. No entanto, se o ataque de cárie tiver criado uma saliência cervical abaixo do tecido gengival perto da superfície da raiz, a preparação pode ter um ombro na região cervical. Um ombro, no entanto, irá alterar a adaptação da coroa. Ambos os métodos de preparação são descritos abaixo.

Preparação sem ombros:

Passo 1 - Remoção de cáries e proteção da polpa

Etapa 2 - As superfícies proximais mesial e distal são reduzidas abaixo da margem gengival. É necessário ter cuidado para não criar uma saliência com a broca

Etapa 3 - A superfície labial é reduzida para cerca de 0,5 mm ou menos com uma broca 69L ou um pequeno disco de diamante.

Etapa 4 - O bordo incisal é reduzido para cerca de 1 mm com uma broca 69L ou um pequeno disco de diamante

Etapa 5 - A superfície lingual é reduzida para cerca de 0,5 mm ou menos com uma mó de diamante

Etapa 6 - É criado um rebaixo à volta de todo o dente com uma broca 34 para ajudar na retenção

Preparação com ombro

Se o envolvimento da cárie estiver bem abaixo do tecido gengival e houver uma saliência, o preparo do dente é alterado para permitir esse defeito. A parte restante do dente é preparada como um preparo sem ombro. Em alguns casos, pode ser necessário preparar o dente com um ombro de compósito na região cervical, semelhante a uma preparação de coroa em jaqueta.

Montagem da coroa

A coroa pode ser aparada cervicalmente com uma pequena broca ou pedra, de modo a obter um ajuste correto.

Adaptação da coroa

Após a colocação da coroa, a má adaptação cervical, se existir, pode ser corrigida através da adição de resina acrílica às margens.

Cimentação

Cimentação da coroa de policarboxilato como sugerido por Mink e Hill (1973)[95] é efectuada por um dos seguintes métodos

- Cimento para coroas e pontes (cimento de fosfato de zinco)
- Um intermediário acrílico seguido de uma coroa e cimento de ponte
- Um cimento acrílico apenas

Cimento de fosfato de zinco:[95]

Se a coroa encaixar corretamente nas margens cervicais de uma preparação sem ombro, pode ser cimentada de forma semelhante à coroa de aço inoxidável. O interior da coroa é rugoso para ajudar o cimento a fixar-se à coroa. O cimento é misturado com a mesma consistência da coroa de aço inoxidável e a coroa é colocada. O excesso de cimento é removido. A margem cervical é verificada e polida. Uma vez que estas coroas são bastante espessas, deve ter-se o cuidado de evitar saliências. Pode ser necessário utilizar uma broca de acabamento ou um disco de lixa para reduzir as margens.

Lavagem de resina acrílica e cimento de fosfato de zinco:[95]

Nos casos em que existe uma margem aberta, é necessário preencher estes espaços vazios com resina acrílica para estabelecer uma margem antes da cimentação. A coroa é adaptada da melhor forma possível. O dente preparado é lubrificado com um meio de separação, seguido de secagem. A coroa é preenchida com o material de enchimento de resina acrílica da cor do dente. A coroa é deixada no local até a resina acrílica obter uma consistência de massa; depois é retirada para permitir que o acrílico assente. O excesso de resina acrílica é cortado da coroa na margem cervical e adaptado ao dente. As margens cervicais são aparadas e polidas. A coroa é cimentada como descrito com cimento de fosfato de zinco.

Cimentação com cimento acrílico:[95]

Pode ser desejável cimentar a coroa com a resina acrílica. É efectuado um corte inferior na cervical do dente com uma broca redonda 34. O interior da coroa é desbastado com uma broca redonda e a coroa é preenchida com resina acrílica da cor do dente. Numa coroa de ajuste apertado pode ser necessário cortar um pequeno orifício na superfície incisal lingual para que o excesso de resina flua através do assentamento. A resina acrílica é deixada endurecer no dente e depois o excesso é aparado com lâmina, broca 69L ou disco de lixa. As margens cervicais da coroa são polidas. As lesões tecidulares, se existirem durante a fase de acabamento, cicatrizam em poucos dias e o paciente é tranquilizado quanto a isso. Venkataraghavan et al (2014)[94] relataram 4 relatos de casos de utilização bem sucedida de coroas Kudos em crianças com 1-3 anos de acompanhamento. Afirmaram que a modificabilidade e adaptabilidade melhoradas da coroa Kudos facilitam a sua colocação com menos tempo de cadeira. A aceitação por parte dos pacientes e dos pais é muito maior e o custo do tratamento é consideravelmente reduzido. É de salientar que as coroas de policarboxilato estão disponíveis apenas numa cor. Se a estrutura dentária for insuficiente para suportar uma coroa, a SSC de face aberta pode proporcionar uma melhor retenção. Se for necessário usar uma coroa de policarboxilato nos dentes inferiores, deve-se tentar usar uma das coroas superiores e adaptá-las para encaixar nos dentes inferiores.[95]

Coroas jovens permanentes de policarboxilato

As coroas de resina acrílica ou de policarbonato são uma alternativa esteticamente aceitável e menos dispendiosa para dentes permanentes jovens. Podem ser indicadas para cobertura provisória a curto ou longo prazo de dentes permanentes jovens

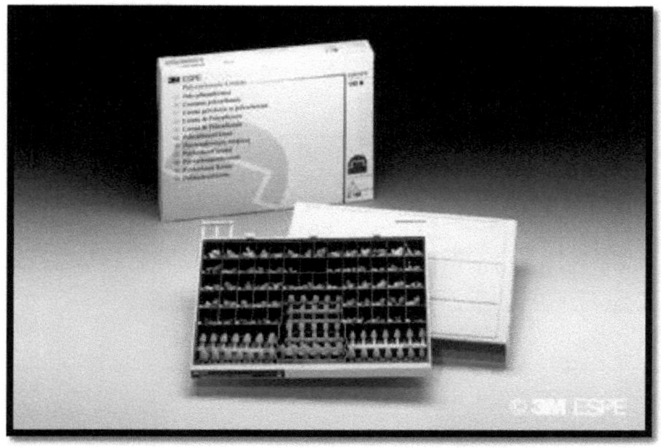

Fig 69: Coroas de policarboxilato 3M Anterior

As coroas de policarbonato 3M ESPE são feitas de policarbonato ligado com fibras de micro-vidro. Isto confere à coroa um desempenho superior, permitindo o corte, o engaste, o contorno e a modelação sem partir a coroa. A coroa de policarbonato tem uma memória de forma e mantém um engaste semelhante a uma coroa de metal. As coroas de policarbonato também apresentam baixa absorção de água, excelente anatomia e durabilidade excecional.[96]

PROCEDIMENTO: (3M ESPE)[94,96]

Seleção da coroa:

A coroa é selecionada para se adaptar ao dente preparado. A distância interproximal da área a ser restaurada pode ser medida com um paquímetro e esta medida é utilizada para selecionar o tamanho do kit. Outro guia útil para a seleção da coroa é utilizar o molde de diagnóstico do paciente. As coroas anteriores de policarboxilato 3M ESPE estão disponíveis nos seguintes tamanhos. A cor disponível é a cor estética U62.

Arco e dente	Esquerda (N.º)	Direito (N.º)	Mesiodistal (mm)
Incisivo central do maxilar	15	14	7.7
	16	13	8.0
	17	12	8.2
	18	11	8.4
	19	10	8.9
	102	101	9.4
	103	100	10.1
Incisivo lateral do maxilar	25	24	5.8
	26	23	6.4
	27	22	6.5
	28	21	7.0
	29	20	7.1
	200	2	7.6
Cúspides maxilares	35	34	7.5
	36	33	7.7
	37	32	7.8
	38	31	8.1
	39	30	8.3
	303	301	8.6
	302	300	9.0

Maxilar bicúspide	44	6.2
Arco e dente	Esquerda (N.º) Direito (N.º)	Mesiodistal (mm)
	54	6.4
	43	6.5
	42/53	6.8
	41/52	6.9
	40/51	7.2
	50	7.5
Incisivos mandibulares	65	4.9
	66	5.1
	64	5.2
Incisivos mandibulares	67	5.3
	62	5.4
	63	5.6
	68	5.7
	61/69	5.8
	60	6.3

Tabela 3: Dimensões das coroas anteriores de policarboxilato 3M ESPE

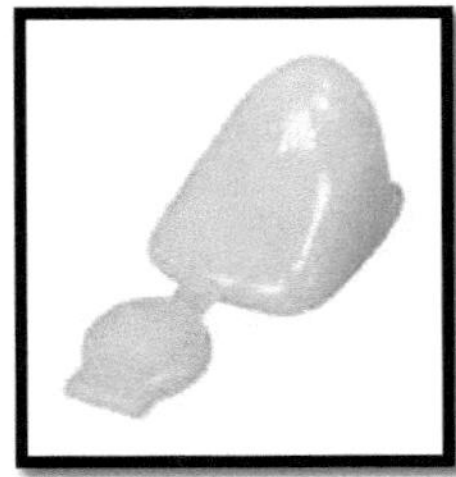

Fig. 70: Seleção do tamanho correto da coroa

Preparação dos dentes:[96]

A preparação dos dentes para os dentes permanentes jovens que recebem coroas de policarboxilato é semelhante à dos dentes anteriores primários.

Ajuste da coroa:[96]

Assente a coroa de policarbonato selecionada sobre o dente preparado.

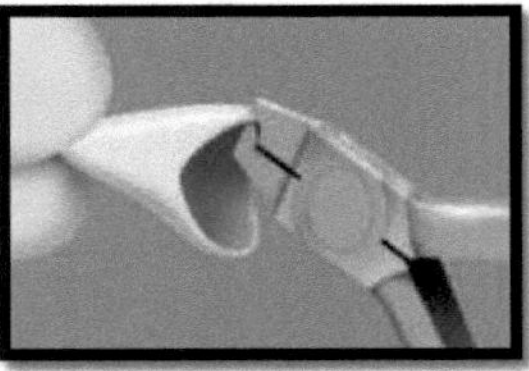

Fig. 71: Ajustes da coroa por cravação

- Utilizando uma broca de acrílico, pedra verde ou pedra branca, os contornos gengivais da coroa são ajustados. As paredes axiais são alargadas para baixo

120

em direção à gengiva nas superfícies vestibular e lingual, e são mantidas mais curtas nas áreas interproximais.

- Pode ser necessário ajustar ligeiramente as superfícies internas da coroa para a assentar completamente na preparação.

- A coroa é reposicionada periodicamente para verificar o contorno das margens.

- A superfície oclusal da coroa é aparada até ficar próxima da dos dentes adjacentes. Se os contactos proximais não estiverem fechados, o acrílico pode ser adicionado a estas áreas mais tarde no procedimento. Certifica-se de que as margens da coroa de policarbonato cobrem a linha de acabamento do dente preparado.

- Ao ajustar a coroa, é útil manter a "pega" presa à ponta da cúspide vestibular. Isto ajudará a experimentar a coroa para a colocar e retirar. A pega é retirada depois de efectuados os ajustes.

Cimentação da coroa:[96]

A resina acrílica é então misturada e colocada na coroa, que é subsequentemente assente na preparação. A resina viscosa preenche os espaços entre o dente preparado e a coroa e, à medida que a resina acrílica endurece, o contorno da estrutura original do dente é reproduzido. Com a coroa colocada, a oclusão é verificada e, em seguida, a resina extra é removida da margem da coroa. O sucesso na colocação desta coroa depende de um corte e contorno cuidadosos do invólucro da coroa de policarbonato e da resina acrílica.

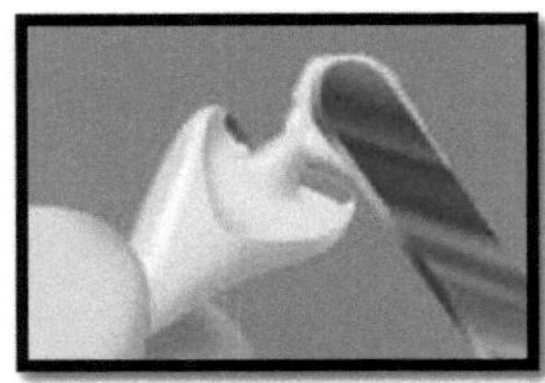

Fig. 72: Colocação da resina acrílica na coroa

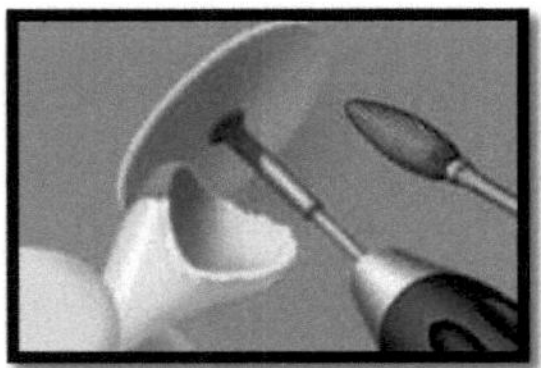

Fig. 73: Polimento da coroa e do acrílico

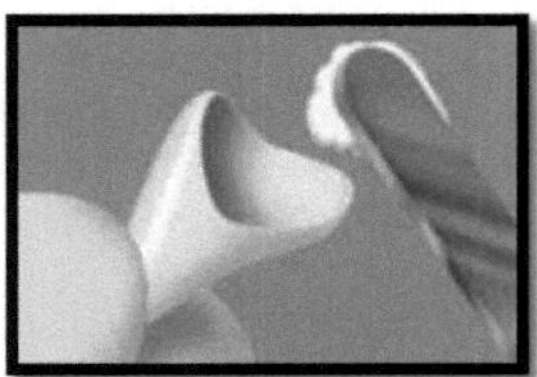

Fig. 74: Colocação de cimento na coroa

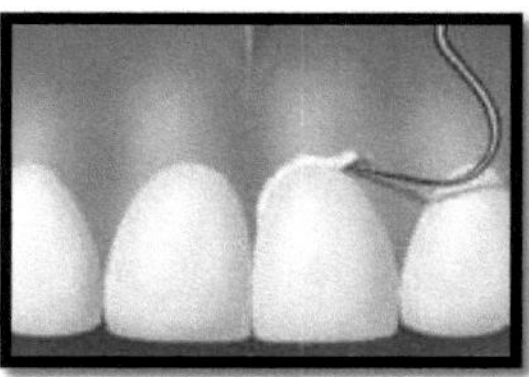

Fig. 75: Cimentação da coroa

Kopel et al. (1976)[94] na sua investigação sobre os métodos de cimentação de coroas de policarboxilato concluíram que

1) Uma resina de polimetacrilato, quando utilizada para cimentação, apresenta valores retentivos elevados, provavelmente devido à sua capacidade de se unir quimicamente com o acrílico policarbonatado e à sua baixa espessura de película.

2) As resinas compostas de baixa viscosidade, baixa espessura de película, elevada resistência à compressão e à tração proporcionam uma maior retenção do que a resina não preenchida.

3) Os cimentos de policarboxilato, fosfato de zinco e óxido de zinco reforçado com eugenol não devem ser recomendados como agentes de cimentação de coroas de policarbonato.

As coroas de policarboxilato têm a vantagem de serem mais estéticas do que as coroas de aço inoxidável. No entanto, não resistem a forças abrasivas, o que leva ocasionalmente a fracturas ou deslocamentos. Apenas abriram caminho para o desenvolvimento de coroas de tiras.[94]

CAPÍTULO VII

COROAS DE TIRAS

Webber (1979)[97] descreveu o procedimento para restaurar dentes anteriores decíduos com coroas de celuloide. As coroas de tiras pediátricas são formas de coroas de plástico transparente para restaurar dentes anteriores e são atualmente a primeira escolha de restauração para muitos clínicos. Proporcionam uma estética superior e facilidade de reparação se a coroa lascar ou fraturar.

Procedimento clínico:[97,98,99]

Profilaxia oral:

É necessário efetuar uma higiene oral adequada antes do início do tratamento. O dente é limpo cuidadosamente com uma pasta de profilaxia não fluoretada. Este passo é importante porque a gengiva inflamada pode levar a uma hemorragia excessiva e interferir com a polimerização, resultando em coroas descoloradas.

É selecionada uma coroa de tamanho adequado para se ajustar à largura mesio distal do dente, tendo o cuidado de manter os espaços originais presentes na dentição. A coroa selecionada pode ser preparada antes da consulta de tratamento para reduzir o tempo necessário para o procedimento.

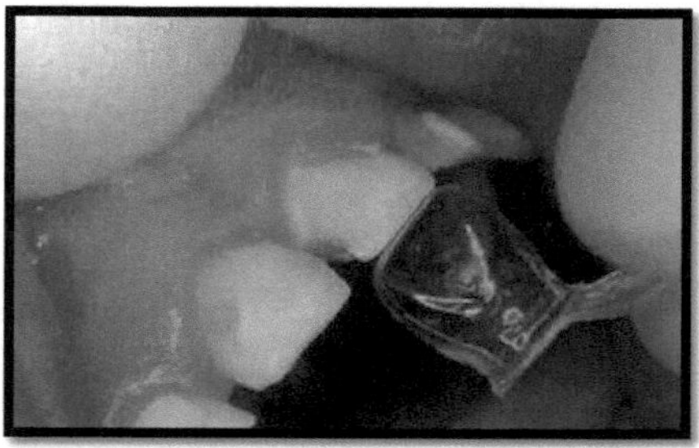

Fig. 76: Seleção do tamanho correto da coroa

A coroa é perfurada com um explorador afiado no ângulo incisal mesial ou distal ou na superfície lingual para criar uma abertura no núcleo para a saída de quaisquer bolhas de ar aprisionadas na coroa. As costuras proximais da coroa são aparadas com uma tesoura curva e afiada. Se a integridade da costura proximal da coroa estiver danificada, a coroa deve ser descartada.

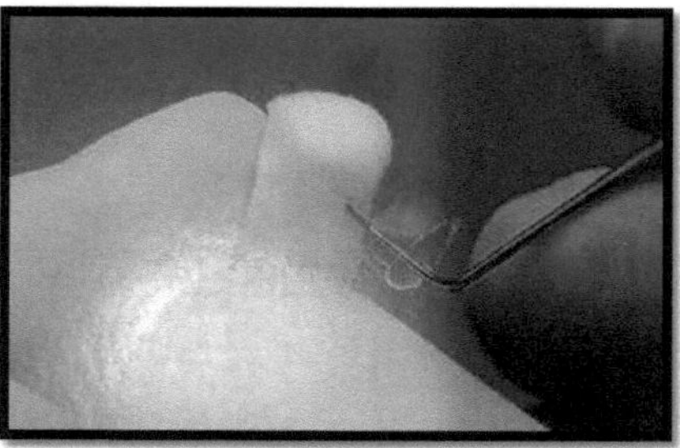

Fig. 77: Abertura criada com o explorer

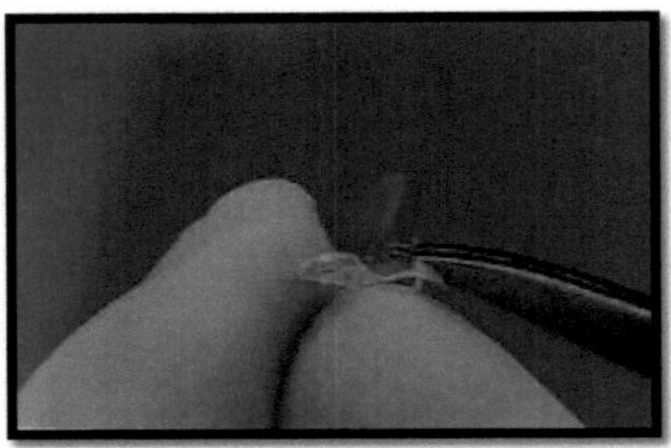

Fig. 78: Corte da coroa

É administrada anestesia local seguida da colocação do dique de borracha. A utilização rotineira de ligaduras para desviar o tecido gengival tem sido uma técnica bem sucedida para muitos dentistas, no entanto, Kupietzky não a recomenda, uma vez que as ligaduras causam frequentemente hemorragia e requerem a substituição do dique de borracha durante o tratamento. Além disso, a remoção das ligaduras após a polimerização da restauração é muitas vezes difícil e necessita de um acabamento desnecessário com brocas subgengivais para a sua remoção completa. Por conseguinte, a sua utilização deve ser limitada a casos que envolvam lesões cariosas subgengivais graves. Kupietzky sugere a utilização da técnica da barragem de fenda. Dois grandes orifícios são feitos na folha do dique de borracha com 1 a 2 cm de distância e são unidos por corte com uma tesoura. O dique de borracha pode ser mantido no lugar com pressão digital ou utilizando grampos durante a remoção de cáries. Durante a colocação da coroa, o dique de borracha é removido.[99]

Preparação dos dentes:

Após a colocação do dique de borracha, a preparação do dente é concluída. A superfície incisal é reduzida em 1,5 - 2,0 mm com uma broca cónica de diamante. A superfície facial é reduzida, começando com um bordo de pena na superfície gengival, até uma profundidade de 0,5-1,0 mm. A superfície lingual é reduzida com uma broca de diamante em forma de bola de futebol em cerca de 0,5 mm. As áreas interproximais são reduzidas com uma broca cónica de diamante em cerca de 0,5-1,0 mm e devem ser paralelas umas às outras.

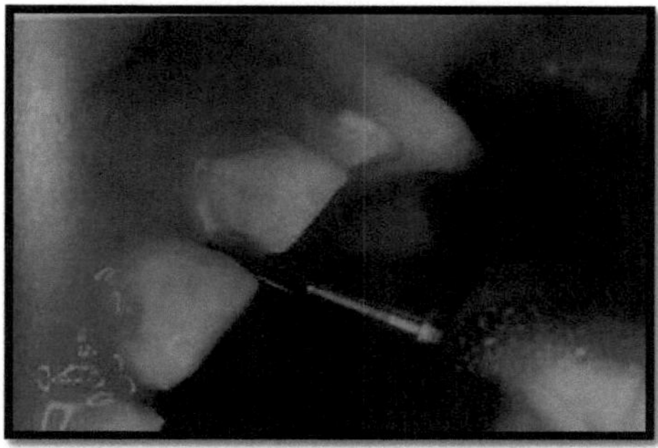

Fig. 79: Redução proximal

A linha de acabamento recomendada é a borda de pena que deve ser colocada subgengivalmente. Todos os ângulos da linha são arredondados. É criado um ligeiro corte inferior na margem gengival labial, utilizando um cone invertido 33-[1]/3 ou uma pequena broca redonda. O corte inferior é alargado até à margem gengival lingual. Deve-se ter cuidado para evitar reduzir uma quantidade excessiva de esmalte nas superfícies labial e lingual. É colocado um revestimento/base de ionómero de vidro modificado com resina para proteção da dentina. Em casos de cáries presas descoloridas, pode ser utilizado um agente de mascaramento (restauração GIC). Se não for mascarado, devido à caraterística transparente dos compósitos de resina, a cor escura da lesão escavada será visível através da restauração.

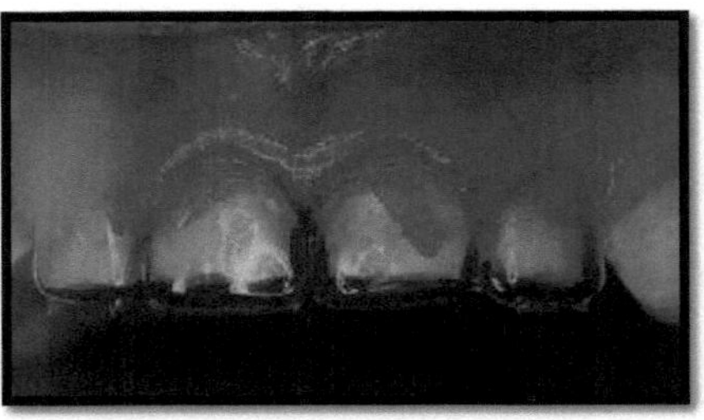

Fig. 80: Prova da coroa após a preparação do dente

Técnica de colocação de coroas:

Após a remoção da cárie, todas as coroas devem ser ajustadas e colocadas. Para assegurar um espaçamento adequado entre as restaurações, sugere-se que cada coroa seja preenchida e polimerizada individualmente com formas de coroa não preenchidas nos respectivos dentes.

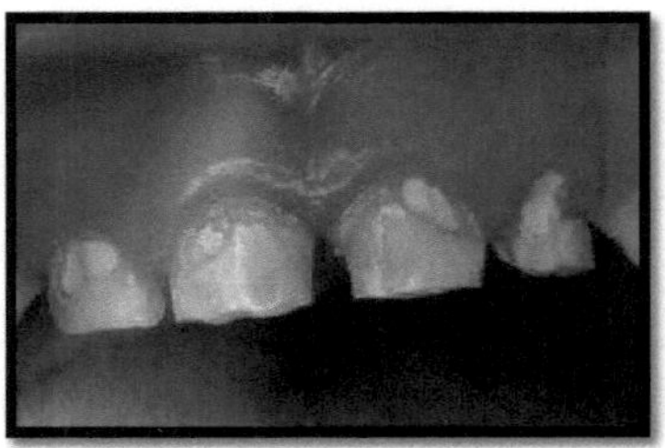

Fig. 81: Aplicação da base de CaOH na superfície

Todas as superfícies de esmalte são condicionadas com ácido fosfórico a 37% durante 2 minutos.[93] Os dentes são lavados e secos cuidadosamente. O esmalte preparado deve ter uma textura uniforme, branca e calcária

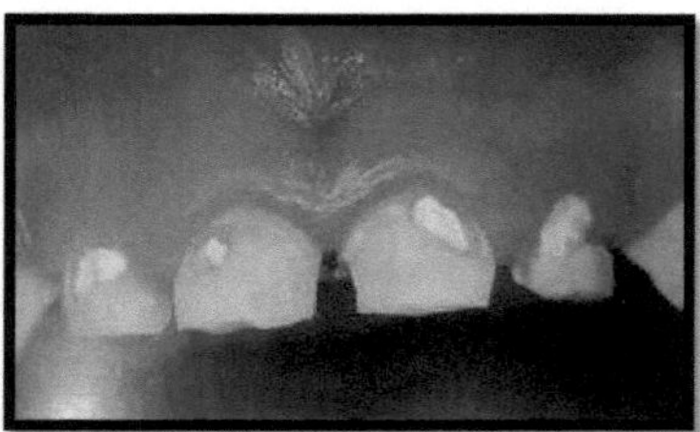

Fig. 82: Condicionamento da superfície do dente

O agente de colagem é aplicado em toda a superfície dos dentes secos.

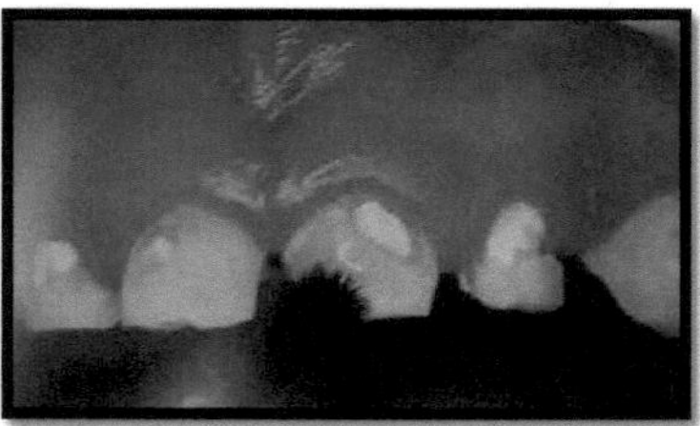

Fig. 83: Aplicação do agente de colagem

A forma da coroa é preenchida com resina composta, evitando cuidadosamente o aprisionamento de bolhas de ar.

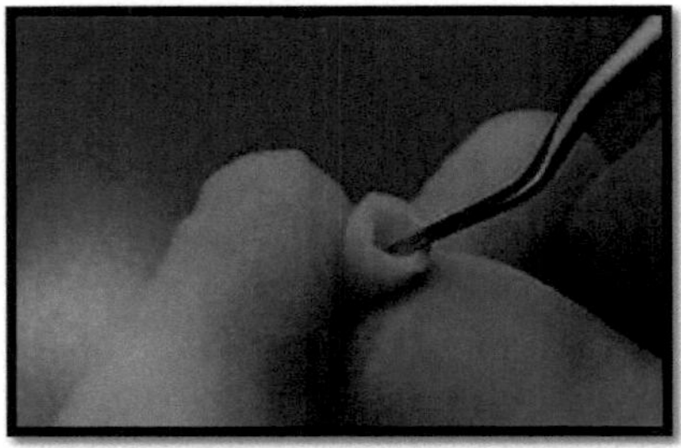

Fig. 84: Enchimento da coroa com compósito

A coroa preenchida é colocada cuidadosamente 1 mm abaixo da margem gengival, assegurando uma oclusão correcta.

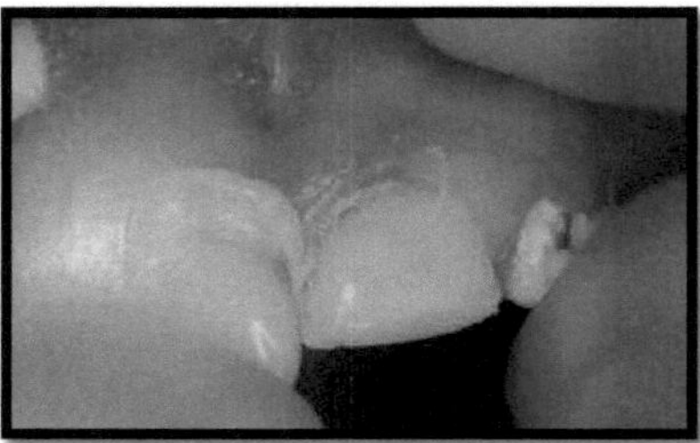

Fig. 85: Colocação da forma da coroa no dente

Enquanto ainda está macia, a forma da coroa pode ser ajustada labialmente ou lingualmente para uma oclusão e estética adequadas. O excesso de resina composta é removido nas margens com um explorador. Evita-se o enchimento excessivo da coroa com resina composta, uma vez que resultará no rasgamento das costuras mesial e distal da coroa. Recomenda-se vivamente um enchimento mínimo. Deixa-se o compósito endurecer durante 40 segundos.[98]

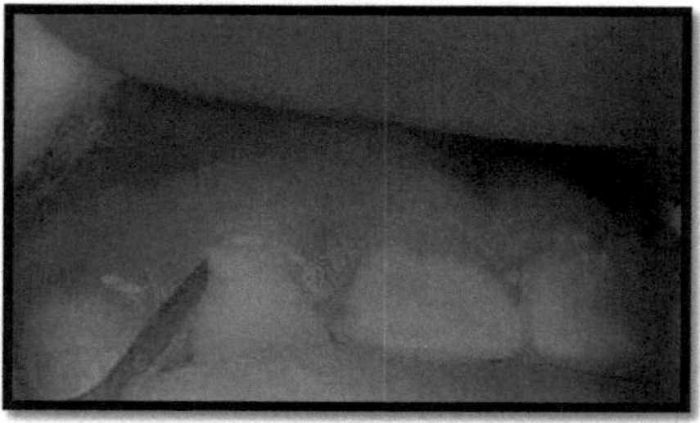

Fig. 86: Remoção do excesso de compósito

A resina composta é deixada a endurecer completamente antes de ser removida. Em vez de utilizar um instrumento rotativo para remover a forma da coroa, recomenda-se a utilização de um instrumento manual afiado, como um escultor discoide, para retirar a tira da coroa. A pressão aplicada pelos instrumentos rotativos durante a remoção da coroa pode danificar a superfície da restauração, prejudicando a sua qualidade.

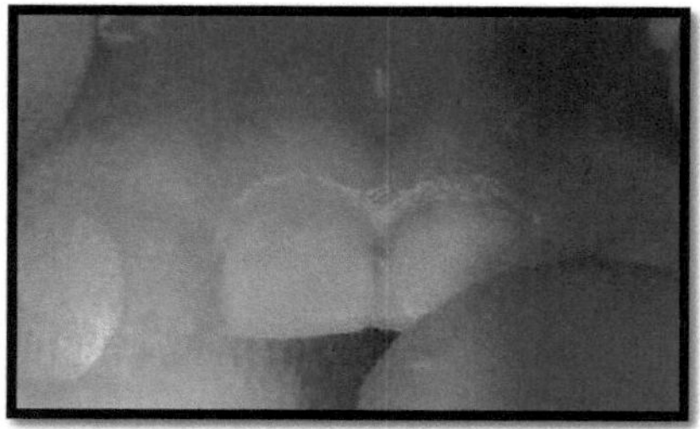

Fig. 87: Cura do compósito

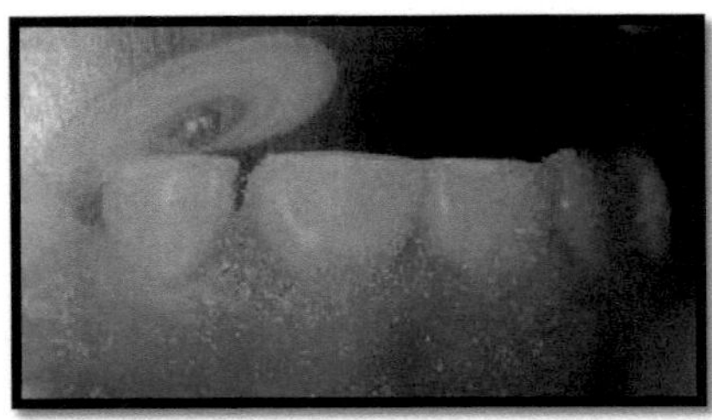

Fig. 88: Polimento do compósito

É utilizada uma pequena roda de pedra verde para reduzir a superfície lingual da restauração. Isto resulta em danos mínimos na restauração curada e, consequentemente, pouco ou nenhum polimento é necessário e o brilho da superfície da coroa labial é preservado.

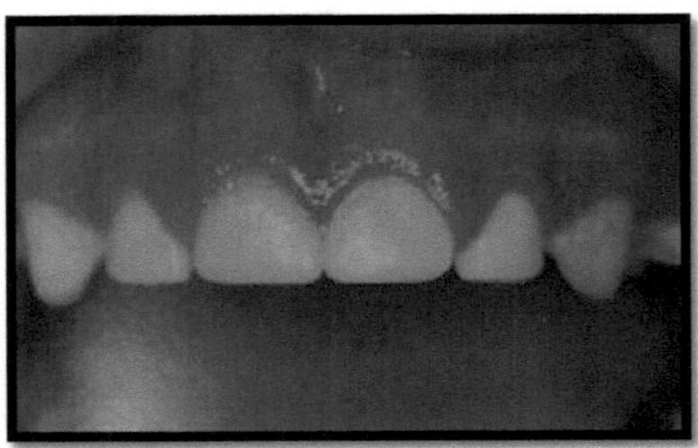

Fig. 89: Coroa de tiras concluída

Acabamento e polimento:

A oclusão é verificada e são efectuadas modificações, se necessário. O acabamento e o polimento da restauração são concluídos. Se a forma da coroa de celuloide foi dimensionada e posicionada corretamente, não deve ser necessário qualquer acabamento adicional da superfície vestibular. Quando as resinas compostas polimerizam em contacto com uma forma de plástico, têm o acabamento mais suave possível e nenhum procedimento adicional pode melhorar o brilho da superfície. Deixar a superfície da resina labial intacta também evita o aparecimento de manchas de compósito em superfícies rugosas. Isto tem a vantagem de produzir uma restauração estética e funcional com um tempo mínimo de cadeira. Kupeitzky et al (2003)[100] realizaram um estudo retrospetivo em 40 crianças com 112 restaurações para avaliar o sucesso clínico e radiográfico de coroas de resina composta em 10 dentes anteriores colocadas num consultório privado. As avaliações foram efectuadas após as coroas terem sido colocadas durante uma média de 18 meses. Concluiu-se que a coroa em tira pode proporcionar uma restauração estética e duradoura para incisivos decíduos cariados. Kupietzky et al (2004)[101] estudaram 112 coroas de tiras colocadas em 40 crianças e avaliaram a satisfação dos pais e compararam a sua satisfação com a avaliação clínica e o sucesso das coroas. As avaliações foram efectuadas após as coroas terem sido colocadas durante 6-25 meses. A satisfação geral dos pais com o tratamento foi excelente. A satisfação com a cor recebeu a classificação mais baixa em comparação com a durabilidade, que parecia ser mais preocupante para este grupo de pais. Kupietzky et al (2005)[102] efectuaram uma avaliação fotográfica e radiográfica de coroas de tiras de resina composta coladas para incisivos primários. A taxa de retenção foi de 83% nas coroas em tira presentes entre 1,5-2 anos e 78% naquelas presentes há mais de 3 anos. A avaliação radiográfica mostrou uma boa saúde pulpar em 93% dos dentes avaliados. Radiograficamente, o contorno marginal era, no entanto, pobre em comparação com o que foi observado clinicamente. Pequenas áreas de radiolucência foram observadas ao redor das margens. Ram e Fuks (2006)[103] estudaram 200 de 387 crianças tratadas com coroas em tira numa clínica dentária pediátrica privada e que se apresentaram para acompanhamento após pelo menos 24 meses. Os parâmetros registados na linha de base e no acompanhamento foram: o número e a localização das superfícies cariadas, a cor, a textura e a lascagem da restauração. A elevada taxa de sucesso registada neste estudo sugere que esta modalidade de tratamento é um meio estético e satisfatório de restaurar incisivos decíduos cariados em crianças pequenas. No entanto, a taxa de retenção foi relatada como sendo menor em dentes com cárie em três ou mais superfícies, particularmente em crianças com alto risco de cárie. Waggoner (2006)[104] fez uma revisão da literatura sobre a restauração de dentes anteriores decíduos com coroas pré-formadas ou com o uso de formas de coroas. Observou-se que as taxas de insucesso variavam entre 0% e 50% para coroas de tiras; 32-39% para coroas metálicas folheadas (coroas NuSmile). A revisão indicou que existem algumas evidências quanto à eficácia e ao valor da utilização de coroas de dentes decíduos anteriores devido à melhoria da estética que alcançam. Nelson (2013)[105] relatou dois casos de uma técnica alternativa simples de coroas em tira com cimento de ionómero de vidro modificado por resina (RMGIC). Nesta técnica, o RMGIC foi carregado na forma de coroa em tira, colocado no dente e curado. Esta técnica proporciona restaurações anteriores estéticas a crianças marginalmente cooperantes no contexto da clínica dentária, mas exigiu um isolamento adequado. As coroas em tira apresentam resultados altamente estéticos e vários estudos demonstraram o seu sucesso clínico e radiográfico. No entanto, é a opção mais sensível do ponto de vista técnico. A contaminação da humidade com sangue ou saliva pode interferir com a colagem, e a hemorragia pode alterar a tonalidade ou a cor do material. Para além disso, é necessária uma estrutura dentária adequada após a remoção da cárie para assegurar que existe uma área de superfície suficiente para a colagem.

CAPÍTULO VIII

COROAS DE JAQUETA EM ACRÍLICO

A coroa de jaqueta acrílica foi introduzida por Sherman et al em 1966 para restaurar dentes anteriores primários numa única consulta. Foi desenvolvida pelo Departamento de Pedodontia da Universidade do Tennesse.[106]

As coroas em jaqueta acrílica são benéficas quando se restauram dentes fracturados com estrutura dentária limitada, uma vez que, nestas situações, a utilização de coroas em tira se torna difícil e os compósitos descoloram com o tempo. Também evita os problemas de deslocamento, contorno e engaste presentes nas coroas de aço inoxidável pré-envernizadas. [107]

As coroas de jaqueta acrílica são, no entanto, contra-indicadas em pacientes com hábito de bruxismo e mordida profunda.[106]

Técnica[106,107]

Segue-se a técnica descrita por Sherman et al (1966) para o fabrico de uma coroa de revestimento acrílico do lado da cadeira.[106]

Procedimento

- A coroa de celuloide que tem a mesma largura mesio distal que o dente é selecionada e cortada de modo a ficar aproximadamente 1-2 mm mais comprida que o dente a ser restaurado.

- O dente é preparado da mesma forma que a coroa de policarboxilato, com as seguintes excepções.

- O ombro da preparação é levado bem abaixo da margem gengival em todas as superfícies, exceto na superfície lingual.

- As superfícies mesial e distal são feitas tão paralelas quanto possível.

- São efectuados cortes definitivos no ombro nas superfícies labial, mesial e distal.

- Após a conclusão da preparação, a coroa é colocada no dente para verificar se cobre o ombro na superfície mesial, distal e labial e se tem o comprimento adequado.

- É de notar que a forma da coroa não encaixará na superfície lingual, o que é aceitável nesta fase.

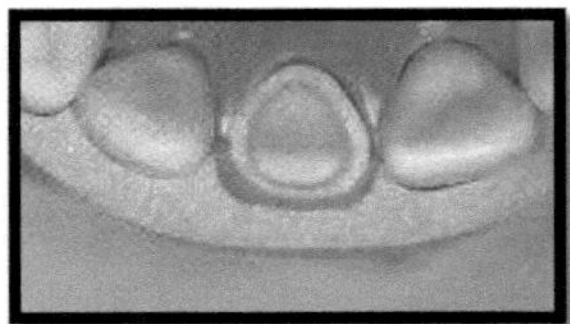

Fig. 90: Corte de coroa

- Quando a hemorragia estiver controlada, o dente preparado é lubrificado com uma pequena quantidade de petróleo, manteiga de cacau ou óleo mineral. Isto ajudará na remoção do acrílico parcialmente fixado com menos hipóteses de distorção.

- O acrílico é colocado na coroa através da colocação de uma pequena quantidade de líquido e pó no interior da coroa, assegurando que não existem bolhas. Quando o esmalte inicial desaparece do acrílico, a coroa é colocada no dente, tendo o cuidado de não a mover, uma vez que está bem assente.

- Após dois a três minutos, a forma da coroa é cuidadosamente removida do dente. Nesta fase, o acrílico é retirado do corte inferior do preparo sem distorção excessiva.

- A coroa é colocada em água morna durante 10 a 15 minutos para a polimerização final. A forma de coroa de celuloide é agora removida com um instrumento afiado e o excesso de acrílico é aparado na coroa até à margem do ombro.

- Depois de o excesso de acrílico ter sido removido e polido, a coroa é colocada no dente. Deve ser difícil assentar a coroa devido à presença do rebaixo na preparação.

- Nesta fase, o acrílico ainda é ligeiramente plástico e normalmente entra no rebaixo sem fraturar. Caso contrário, o acrílico na área do rebaixo é removido até que a coroa assente corretamente.

- A coroa pode ser revestida novamente para corrigir quaisquer discrepâncias na adaptação da coroa ao dente. Se a forma da coroa for cortada e assente corretamente, a superfície vestibular não tem de ser polida e terá um excelente acabamento.

- A coroa é removida depois de se obter uma adaptação correcta ao dente.

- A cimentação é efectuada com fosfato de zinco ou cimento acrílico.

Sherman et al (1966)[106] relataram o sucesso clínico aos 12 meses de acompanhamento em três casos em que foi utilizada uma coroa de jaqueta acrílica em dentes anteriores decíduos. Romero et al (2001)[107] utilizaram a coroa acrílica fabricada em laboratório num rapaz de 1,8 anos que apresentava queixas de fratura do incisivo superior. O dente afetado foi pulpectomizado, seguido da sua preparação. Foi feita uma impressão e a mordida foi registada em cera. O molde em gesso e a cera foram enviados para o laboratório onde foi construída uma coroa em acrílico. No dia seguinte foi efectuada a cimentação da coroa acrílica. Os autores referiram que esta técnica permite obter a máxima retenção possível, uma vez que é fabricada no laboratório sobre um molde de trabalho. A colocação de coroas acrílicas preenche os requisitos de estética, fácil reparação e baixo custo. Estas coroas podem ser uma solução satisfatória em incisivos fracturados. No entanto, o sucesso desta técnica depende da seleção adequada do caso e de uma técnica rigorosa. A investigação efectuada sobre a utilização de coroas acrílicas em dentes decíduos é limitada.

CAPÍTULO IX

COROAS DA NOVA IDADE

Foi introduzida uma variedade de coroas da nova era que são menos sensíveis à técnica, com a promessa de melhorar significativamente a estética e a durabilidade.[6943] Estas incluem coroas comercialmente disponíveis

- Coroas de vidro artístico

- Pérolas pedófilas

- Coroas de casaco pedo

- Coroas do novo milénio

Coroas de vidro artístico

A Updyke introduziu o artglass crown em 2000. A coroa Artglass contém metacrilatos bifuncionais e novos metacrilatos multifuncionais que formam um polímero tridimensional de ligação cruzada. Embora seja preenchida a 75% em comparação com a resina composta convencional preenchida a 85%, os materiais de enchimento exclusivos de microglass e sílica proporcionam, alegadamente, uma maior durabilidade e estética do que as coroas de tiras compostas. Estão disponíveis numa cor e em 6 tamanhos para dentes primários centrais, laterais e cúspides.[108]

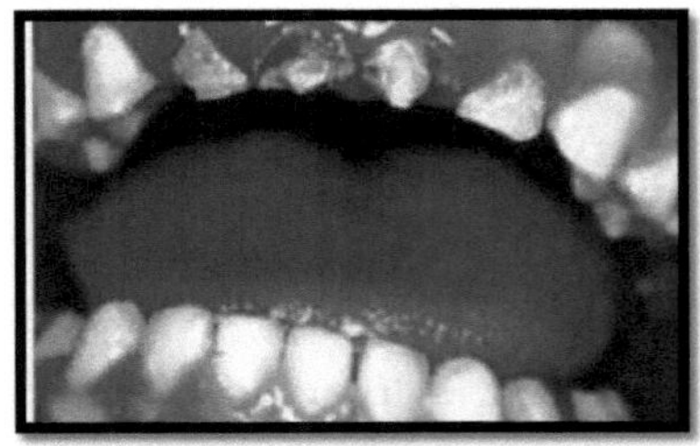

Fig. 91: Incisivos primários mutilados

Técnica[108]

É administrada anestesia local e é efectuado o isolamento. A preparação dos dentes inclui a escavação de cáries, alterações de contorno e o estabelecimento de margens de gume. As coroas de compósito são então seleccionadas de acordo com o tamanho, a forma e a cor, e as coroas são ajustadas para encaixe em cada dente.

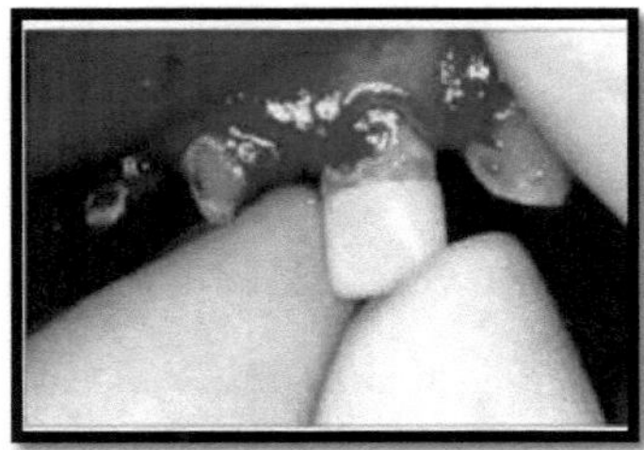

Fig. 92: Prova da coroa

A preparação é então condicionada durante 15 segundos com ácido fosfórico a 37%, enxaguada com água e ligeiramente seca ao ar. É aplicado um primário de dentina (geração 4th), seco ao ar e fotopolimerizado durante 10 segundos, sendo depois colocado um agente de ligação e diluído com uma seringa de ar. As coroas de resina composta seleccionadas são submetidas a um jato de areia com óxido de alumínio de 50 mícrones durante cinco segundos. Um adesivo líquido patenteado é aplicado na superfície interna da coroa e o cimento de cimentação de resina de polimerização dupla é colocado na coroa. A coroa é então colocada sobre os preparos e pressionada na posição correcta.

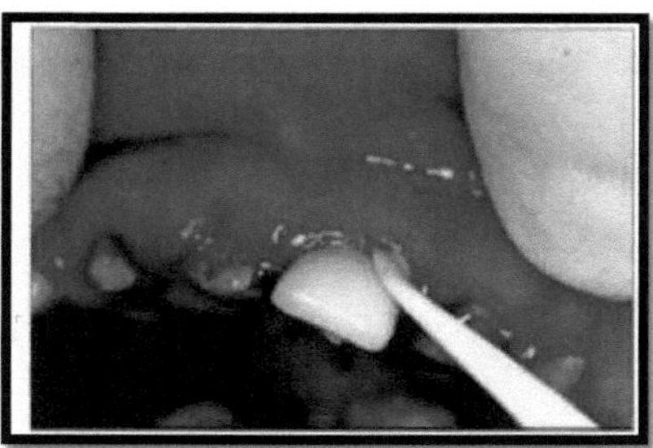

Fig. 93: Remoção do excesso de cimento

O excesso grosseiro de resina é removido nas margens e as restaurações são curadas durante um minuto. O acabamento é efectuado com pontas de diamante e brocas de acabamento.

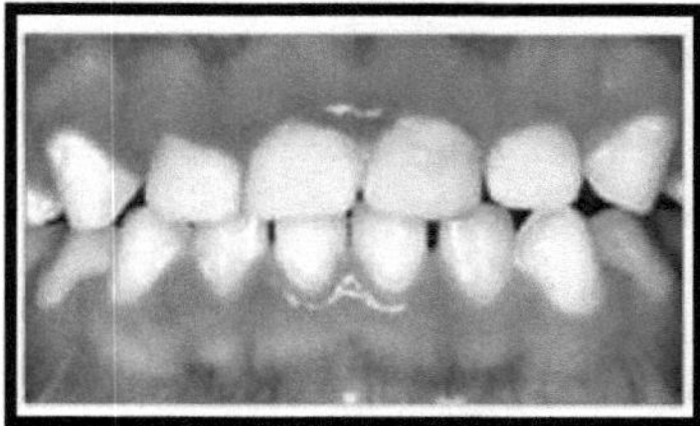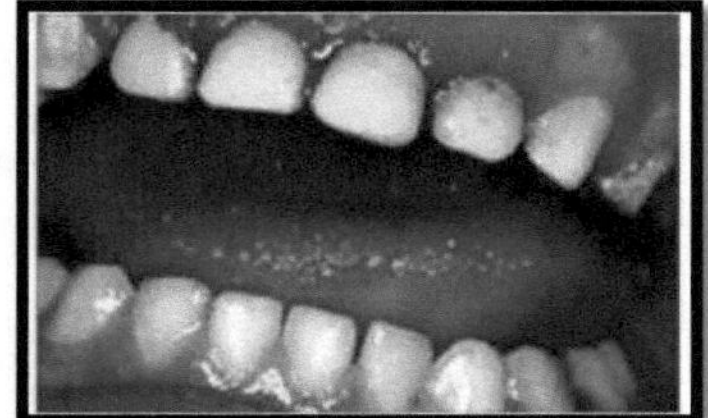

Fig. 94: Coroas cimentadas nos dentes

Updyke e Sneed (2000)[108] apresentaram uma técnica de colocação de coroa indireta de resina composta pré-formada para dentes anteriores primários num paciente de 3 anos de idade com lesões cariosas significativas nos dentes anteriores superiores. Referiram que esta técnica é eficiente e deve proporcionar uma restauração durável e funcional. Updyke (2000)[108] estudou 95 coroas Artgalss (Kulzer) que colocou num período de 2 anos. 78% dos casos mostraram insucesso devido a falhas de ligação.

Casaco pedófilo

A Pedo Jacket é semelhante a uma forma de coroa de celuloide, só que a "jaqueta" é feita de um material de copoliéster da cor do dente, que é preenchido com material de resina e deixado no dente após a polimerização, em vez de ser removido como a forma de coroa de celuloide. A limitação das coroas Pedo Jacket é que estas coroas só vêm num tom, que é muito branco, pelo que pode ser difícil combinar com dentes adjacentes não restaurados. Além disso, como as coroas são feitas de copoliéster, não podem ser aparadas ou remodeladas com uma broca de acabamento de alta velocidade. No entanto, são menos dispendiosas em comparação com as coroas do novo milénio. Os fabricantes de produtos dentários Pearson, Success essentials, Space maintainers Laboratory fornecem coroas de jaqueta pedo.[61,66]

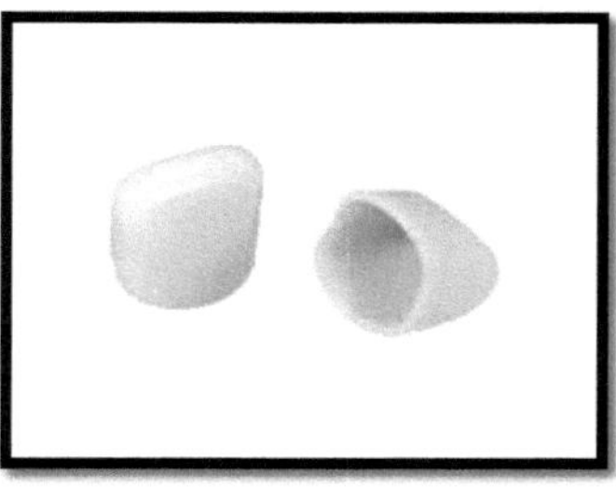

Fig. 95: Coroa do casaco pedófilo

Novo milénio

As coroas do novo milénio são feitas de material de resina composta melhorado pelo laboratório (Success Essentials, Space Maintainers Laboratory). Esta coroa é semelhante à coroa pedo jacket e à coroa strip, uma vez que a forma da coroa também é preenchida com material de resina e colada ao dente. No entanto, estas coroas são mais estéticas em comparação com as coroas pedo jacket e estão disponíveis em duas tonalidades. Podem ser acabadas e remodeladas com uma broca de alta velocidade. No entanto, são muito frágeis e podem rachar ou fraturar se forem forçadas sobre uma preparação que não tenha sido adequadamente reduzida. Estas formas de coroa são também significativamente mais caras do que qualquer uma das outras duas. Para o sucesso clínico, todas estas três formas de coroa ligadas partilham a necessidade de uma área de ligação adequada, excelente controlo de humidade e ausência de hemorragia. Não existem estudos de longo prazo disponíveis relativamente a estas coroas.[61,66]

Pérolas pedófilas

Estas são coroas de alumínio de calibre pesado revestidas com revestimento em pó de qualidade alimentar da FDA e resina epóxi. Estas coroas são feitas de alumínio em vez de aço inoxidável porque o revestimento de epóxi adere muito melhor ao alumínio. A preparação do dente é semelhante à necessária para a coroa de aço inoxidável. As características importantes incluem o facto de ter uma anatomia universal e poder ser utilizada em ambos os lados. É fácil de cortar e cravar e pode ser aparada, sem lascar ou descascar. É mais fina do que a SSC preveneered e tem um prazo de validade infinito. Por conseguinte, estas coroas podem ser utilizadas como restauração permanente em dentes decíduos. As formas de coroa de alumínio são frequentemente utilizadas como coroas provisórias na dentição permanente. No entanto, as coroas de alumínio são relativamente macias e isso pode criar um problema com a durabilidade a longo prazo. Para além disso, em áreas de oclusão pesada, o revestimento branco irá desgastar-se. Se estas coroas puderem ser aperfeiçoadas, provavelmente oferecerão a técnica de colocação mais fácil de todas as coroas com uma estética razoável.[70]

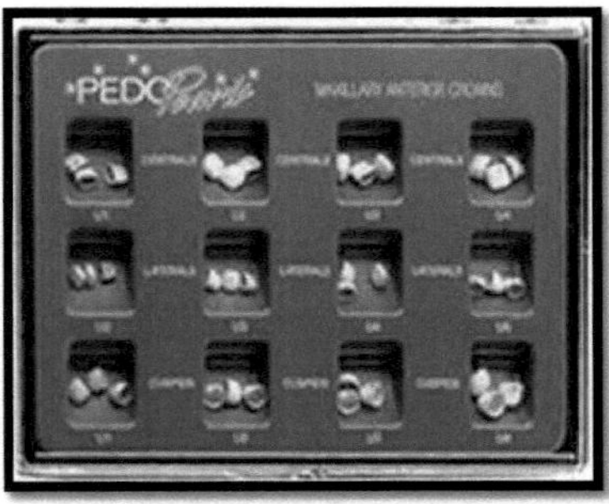

Fig. 96: Pérolas de Pedo

CAPÍTULO X

COROAS BIOFLX

História[109]

As coroas Bioflx foram introduzidas em 2021 pela Kids-e-Dental LLP (Mumbai, Índia). Alegadamente, são as primeiras coroas pré-formadas flexíveis, duradouras e estéticas para molares primários. Segue os rigorosos requisitos regulamentares da norma ISO 13485.

Classificação[116]

Estão disponíveis para incisivos e molares primários em sete tamanhos para cada dente na região posterior e cinco tamanhos para cada incisivo e estão disponíveis em kits de iniciação, master e profissional em quantidades variáveis.

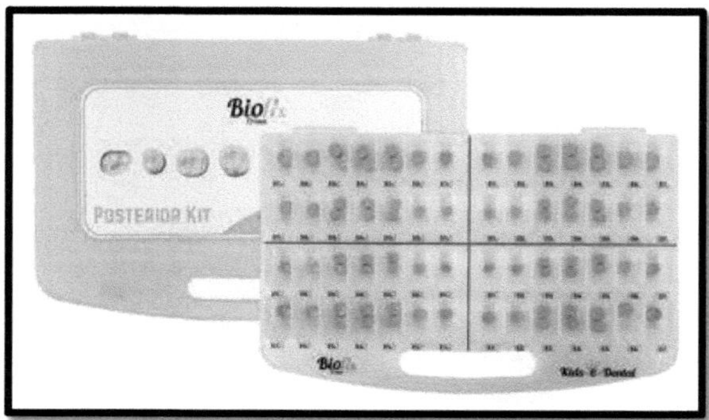

Fig. 97: Kit Posterior Profissional

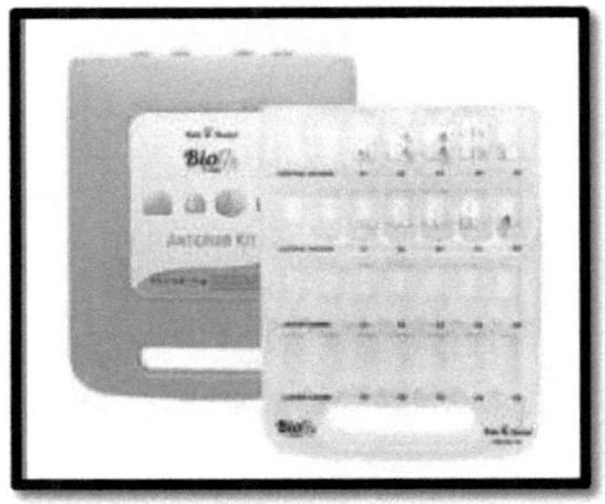

Fig. 98: Kit profissional anterior

Composição[116]

São constituídos por polímeros de resina híbrida de elevada resistência.

Vantagens e desvantagens[116]

São conhecidos pelo seu ajuste confortável, biocompatibilidade, estética, durabilidade e tecnologia auto-adaptável. A sua resistência ao desgaste é semelhante à dos SSCs e transferem menos tensões para a dentina e os tecidos periodontais.

As coroas não são radiopacas, pelo que não podem ser visualizadas radiograficamente. A técnica de Hall não pode ser utilizada para as coroas, uma vez que estas não podem ser mantidas altas em oclusão.

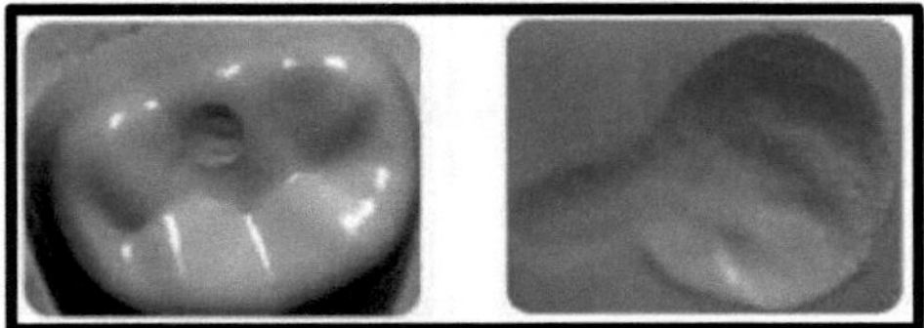

Procedimento clínico[116]

Etapa 1: Preparação oclusal:

Isto pode ser conseguido mantendo as inclinações das cúspides. Podem ser aparados cerca de 1 a 1,5 mm.

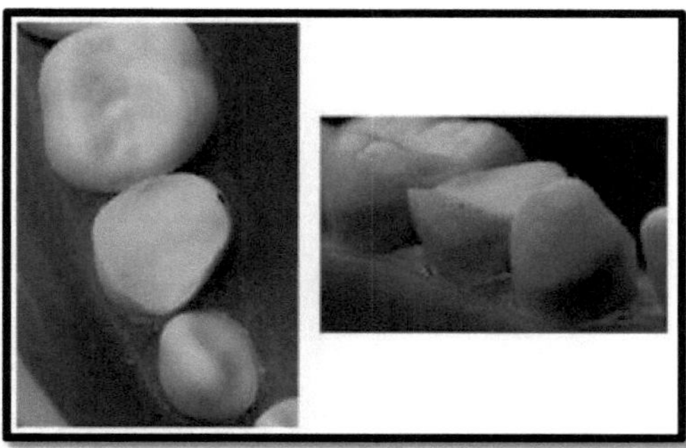

Fig. 100: Preparação oclusal

Etapa 2: Redução vestibular/ lingual:

Isto é confinado ao terço oclusal do dente a ser preparado. Se necessário, a protuberância mesiovestibular pode ser reduzida.

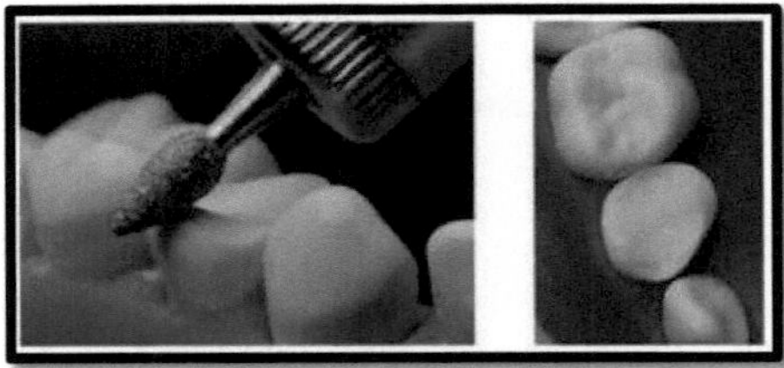

Fig. 101: Redução vestibular/ lingual

Etapa 3: Redução proximal:

Os contactos proximais devem ser aparados em 0,5 mm com arredondamento dos ângulos das linhas.

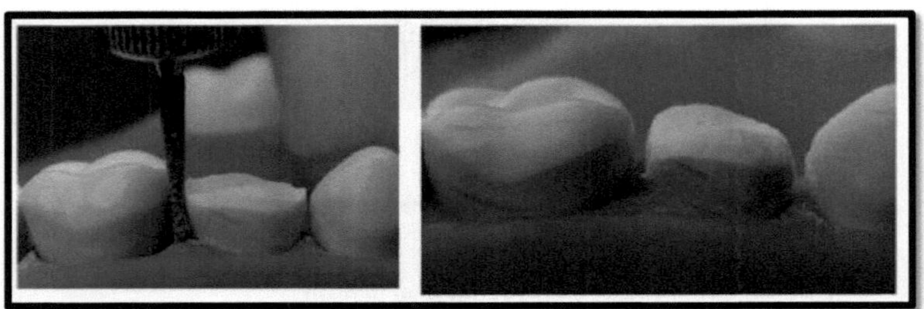

Fig. 102: Redução proximal

Passo 4: Seleção do tamanho

A seleção do tamanho da coroa deve ser feita de acordo com a preparação do dente. Podem ser ligeiramente contornadas com um alicate Howe.

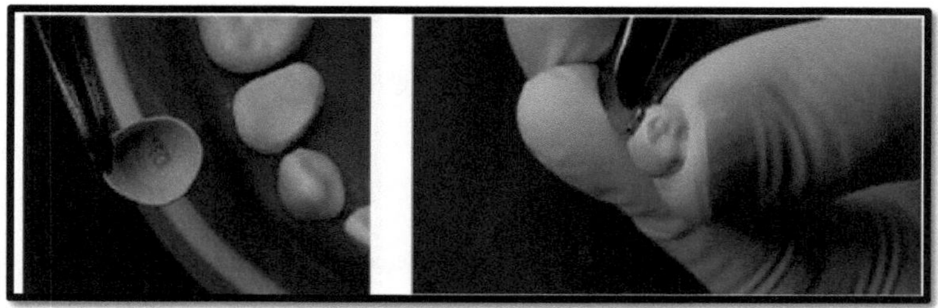

Fig. 103: Seleção de tamanho e contorno ligeiro com alicate Howe

Etapa 5: Colocação da coroa definitiva

Para assentar a coroa, coloque-a por lingual e depois adapte-a por vestibular. Deve ficar 0,5 mm subgengival após a colocação. A coroa pode ser cimentada com GIC autopolimerizável.

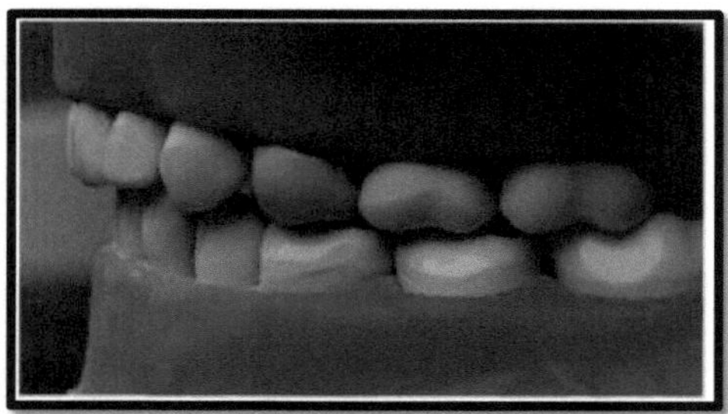

Fig. 104: Colocação de coroa

As coroas utilizam uma preparação dentária semelhante à da SSC. Não podem ser frisadas. Podem ser aparadas com uma tesoura e alisadas com brocas de pedra verde.

Esterilização[116]

Pode ser utilizado um autoclave para esterilizar as coroas. A imersão em glutaraldeído a 2% durante 10 minutos pode ser utilizada para as esterilizar.

Estudos

Ruck e Gosnell (2023)[110] publicaram um relato de caso para descrever um material de restauração alternativo que pode ser empregue para proporcionar uma solução estética de cobertura total numa criança com uma potencial alergia ao níquel. Utilizaram coroas Bioflx para restaurar primeiros molares inferiores primários com cáries proximais. Numa consulta de acompanhamento de três meses, todas as restaurações estavam estáveis e intactas. Foi observada uma auto-adaptação mínima do material nas coroas Bioflx. A estabilidade da cor foi mantida nas coroas Bioflx e a retenção da placa bacteriana foi mínima.

Deolikar et al.(2024)[111] compararam a geração de tensão em dentes primários restaurados com coroas de zircónia e Bioflx utilizando a análise de elementos finitos. Os resultados mostraram que as coroas de Bioflx geraram muito menos tensão na dentina subjacente do que as coroas de zircónia.

Patil et al.(2024)[112] realizaram uma avaliação comparativa do sucesso clínico das coroas Bioflx com SSCs num ensaio de boca dividida. Observaram que, após 12 meses, as coroas demonstraram taxas de sobrevivência a longo prazo devido à sua retenção, integridade marginal e resistência à coloração.

CAPÍTULO XI

ESTERILIZAÇÃO DE COROAS

A Academia Americana de Odontopediatria reconhece que as Guidelines for Infection Control in the Dental Health-Care Setting-2003 e as Guidelines for Disinfection and Sterilization in Healthcare Facilities-2008 constituem revisões aprofundadas das medidas de controlo de infecções para ambientes dentários e apoia as estratégias nelas contidas ,[113][114]. De acordo com estas directrizes, um instrumento crítico é aquele que penetra em tecidos moles ou ossos, entra em contacto com a corrente sanguínea ou outro tecido estéril.

Esterilização de coroas de aço inoxidável (SSC)

O SSC pertence à categoria de instrumento crítico e, para todos os instrumentos dentários críticos que são estáveis ao calor, é recomendada a esterilização por vapor sob pressão, ou seja, autoclave.

Fatma et al (2008)[115] determinaram a extensão da reutilização de coroas e bandas de aço inoxidável e os métodos utilizados para limpeza e esterilização após a prova numa amostra de 520 dentistas egípcios. Concluíram que a maioria dos dentistas participantes está a reutilizar coroas e bandas de aço inoxidável que foram experimentadas na boca devido ao seu custo.

Katge et al (2013)[116] recomendou o processo de descontaminação em três etapas, que é rotineiramente seguido para bandas ortodônticas, sem quaisquer complicações conhecidas. Primeiro, o SSC é limpo e imerso em hipoclorito de sódio a 3% ou solução de gluteraldeído a 2% durante 10 minutos, o que irá dissolver os contaminantes orgânicos, como saliva e sangue, seguido de limpeza ultra-sónica durante 15 minutos. A desinfeção química é necessária, uma vez que a limpeza por ultra-sons não elimina completamente os contaminantes orgânicos das CSS experimentadas. Por último, a autoclavagem das CSS permitiria a descontaminação completa das mesmas antes da sua reutilização. No inquérito efectuado por Katge et al., também se referiu que a maioria dos 100 inquiridos indianos reutiliza regularmente as SSC após a prova de salubridade para determinação do tamanho.

Existe uma grande diversidade nos métodos de descontaminação utilizados para as CSS. Este facto exige mais investigação para fornecer orientações específicas sobre o método mais eficaz de descontaminação das CSS.

Esterilização de coroas de aço inoxidável pré-fabricadas (PVSSC)

Wickersham et al (1998)[117] compararam a resistência à fratura e a estabilidade da cor de duas PVSSC comercialmente disponíveis - Kinder Krowns e Nu Smile, antes e depois de quatro técnicas de esterilização. As coroas foram esterilizadas duas vezes utilizando uma das seguintes técnicas: autoclave a vapor a 121° C (15 PSI) durante 20 min ou 132° C (30 PSI) durante 8 min; Chemiclave TM com formaldeído a 132° C durante 20 min; e glutaraldeído a 2 % durante 10 h. Concluíram que a técnica a vapor não produziu alterações significativas na resistência à fratura nem na cor que fossem clinicamente detectáveis. Os resultados deste estudo indicam que as duas técnicas de vapor testadas podem ser utilizadas pelos clínicos para esterilizar as coroas de aço inoxidável pré-fabricadas Kinder Krowns ou Nu Smile.

Yilmaz et al (2008)[118] avaliaram as alterações causadas por diferentes métodos de esterilização ou desinfeção na superfície vestibular de quatro coroas pré-formadas disponíveis no mercado, utilizando estereomicroscopia e microscopia eletrónica de varrimento (SEM). As coroas pré-formadas (NuSmile) Primary Anterior Crown

(NSC), Kinder Krowns (KK), Pedo Pearls (PP) e coroas de policarbonato (PC) foram esterilizadas e/ou desinfectadas por uma das seguintes técnicas: sem esterilização ou desinfeção (grupo de controlo G1); autoclavagem a vapor a 134 °C (30 psi) durante 4 min (G2); autoclavagem a vapor a 134 °C (30 psi) durante 12 min (G3); autoclavagem a vapor a 121 °C (15 psi) durante 30 min (G4); e ultra-sons num banho contendo 4% de Lysetol AF durante 5 min à temperatura ambiente (desinfeção química) (G5). Concluíram que a esterilização e a desinfeção resultam em fissuras, alterações de contorno e alterações na superfície vestibular das CSRs pré-fabricadas, quando examinadas em MEV. No entanto, não foi observada nenhuma fratura. A desinfeção química num banho de ultra-sons é o método preferido para a esterilização de cartuchos de fixação pré-enxertados, uma vez que é menos prejudicial para as superfícies vestibulares.

Tote et al (2015)[69] afirmou que a esterilização com o uso de autoclave não é recomendada para PVSSCs, pois existe o risco de descoloração do material de revestimento. Recomendou a esterilização química com a solução Ivoclean para estas coroas.

A composição padrão do Ivoclean: Óxido de zircónio (10 - 15 wt%), Água (65-80 wt%), Polietilenoglicol (8 - 10 wt %), Hidróxido de sódio (≤ 1wt %),Pigmentos, aditivos (4 - 5wt %).[119]

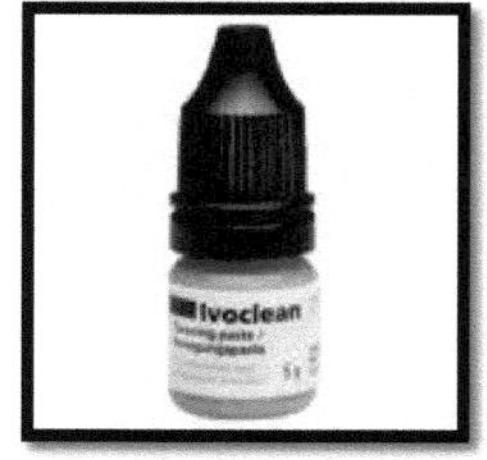

Esterilização de coroas de zircónio

De acordo com Tote et al (2015)[69] as coroas de zircónio são autocláveis. A solução Ivoclean disponível no mercado é uma solução química desinfetante útil na esterilização destas coroas

Ivoclean consiste numa suspensão alcalina de partículas de óxido de zircónio. Devido ao tamanho e à concentração das partículas no meio, é muito mais provável que os contaminantes de fosfato se liguem a elas do que à superfície da restauração cerâmica. Ivoclean absorve os contaminantes de fosfato como uma esponja e deixa assim uma superfície de óxido de zircónio limpa.

CAPÍTULO XII

CONCLUSÃO

Existe uma variedade de opções disponíveis para a restauração de dentes decíduos e permanentes jovens cariados. Cada técnica e material tem as suas próprias vantagens e desvantagens. Existem muitas opções para restaurar dentes cariados em pacientes pediátricos, como já foi discutido, desde coroas de aço inoxidável e as suas várias modificações até outras coroas estéticas, como as coroas em tira e as coroas de zircónio, cuja popularidade está a aumentar. Não existem dados clínicos controlados suficientes para sugerir que um tipo de restauração é superior a outro. Isto não invalida o facto de os dentistas utilizarem muitas destas coroas há anos com muito sucesso. As preferências do operador, as exigências estéticas dos pais, o comportamento da criança e o controlo da humidade e da hemorragia são variáveis que afectam a decisão e o resultado final de qualquer restauração escolhida.

BIBLIOGRAFIA

[1] Associação Americana de Odontopediatria - Directrizes sobre dentisteria restauradora. Manual de referência 2014 vol 37/no 6, 15/16.

[2] Hinding J.H.: Técnica de coroa pré-formada para dentes posteriores. Dent Surv1976. 26;945-953.

[3] Mink J.R. e Bennet I.C. A coroa de aço inoxidável. J Dent Child, 1968;35: 186-196.

[4] Rapp R. Uma técnica simplificada, mas precisa, para a colocação de coroas de aço inoxidável em dentes decíduos. J.Dent.Child.1966;33:101-112.

[5] Gaurav Kumar Mittal, Aviral Verma, Hansika Pahuja, Shashank Agarwal, Himani Tomar. Coroas estéticas em odontopediatria: uma revisão. Jornal Internacional de Investigação Médica Contemporânea 2016;3(5):1280-1282.

[6] Guia do utilizador das coroas pré-fabricadas 3M™ ESPE. Um guia completo para obter os melhores resultados com as coroas pré-fabricadas 3M™ ESPE™ .

[7] Vivek Mehta, Anupam Mehta. Coroas de aço inoxidável em dentisteria pediátrica. Um artigo de revisão. Conversa sobre Saúde. 2012 Set-Out;5(1):42-43.

[8] Sajjanshetty S, Patil PS, Hugar D, Rajkumar K, Coroas metálicas pré-formadas pediátricas. Uma atualização. J Dent Allied Sci 2012;1(2); 29-32.

[99] Randall R. Coroas metálicas pré-formadas para dentes molares decíduos e permanentes: revisão da literatura. Pediatr Dent;2002; 24: 489-500.

[10] Richard J. Mathewson e Robert E. Primosch. Fundamentals of Pediatric Dentistry (Fundamentos de Odontopediatria). 3rd edition, quintessence publishing co.

[11] William, Louise B Messer, Michael F Burrow. Hipomineralização do incisivo molar: Revisão e Recomendações para o Manejo Clínico. Vanessa Odontopediatria - 28:3 2006 224-232.

[12] N.P.T. Innes, D.J.P. Evans, e D.R. Stirrups. Selagem de cáries em molares primários: ensaio de controlo aleatório, resultados de 5 anos. J Dent Res 90(12); 2011:1405-1410.

[13] N. P. T. Innes, D. R. Stirrups, D. J. P. Evans, N. Hall e M. Leggate. Uma nova técnica que utiliza coroas metálicas pré-formadas para o tratamento de molares decíduos cariados na clínica geral - Uma análise retrospetiva. British dental journal volume 2006; 200(8):16-22.

[14] Henderson HZ: Avaliação de coroas pré-formadas em aço inoxidável. J. dent Child.1983:34-38.

[15] Myers D.R. A clinical study of the response of the gingival tissue surrounding stainless steel crowns (Um estudo clínico da resposta do tecido gengival em redor de coroas de aço inoxidável). J. Dent. Child. 1975; 42; 33-39.

[16] Shobha Tandon. Textbook of Pediatric Dentistry:1st edition 2001, Paras Publishing Co.

[17] Mc Donald e Avery: Dentistry for the Child and Adolescent. 9th edition, Elsevier Mosby.

[18] Guia de conversão e encomenda de coroas pré-fabricadas 3M™.

[19] Constantine Oulis, George Vadiakas. A eficácia da infiltração mandibular comparada com a anestesia de bloqueio mandibular no tratamento de molares primários em crianças. Pediatric Dentistry.1999;18(4):301-305.

[20] Humphrey W.P. Use of chrome steel in children's Dentistry (Utilização de aço cromado na medicina dentária infantil). Dent. Surv.1950;26: 945-953.

[21] Kennedy D.B.: A coroa de aço inoxidável, Pediatr. Oper. Dent. Bristol 1976, J. Wright and Sons Ltd.

[22] Yates J.L. e Hembree J.H. Resistência à remoção e dureza das coroas pedodônticas. J. Pediatr. Dent. 1978:24-32.

[23] Savide N.L., Capute A.A. e Luke L.S. O efeito da preparação dos dentes na retenção de coroas de aço inoxidável. J. Dent Child. 1979; 49; 25-33.

[24] Retor J.A., Mitchell J.C. e Spedding R.H.: A influência da preparação do dente e da manipulação da coroa na retenção mecânica de coroas de aço inoxidável. J. Dent. Child; 1985 Nov-Dez; 422-427.

[25] Veerabadhran MM, Reddy V, Nayak UA, Rao AP, Sundaram MA. O efeito da ranhura de retenção, do jato de areia e do tipo de cimento na resistência de retenção de coroas de aço inoxidável em segundos molares primários - um estudo comparativo in vitro. J Indian Soc Pedod Prev Dent. 2012 Jan-Mar;30(1):19-26.

[26] Pathak S, Shashibhushan KK, Bharath KP, Poornima P, Reddy VV. In Vitro Retentive Effect of Groove, Sandblasting, and Cement Type on Stainless Steel Crowns in Primary Molars (Efeito retentor in vitro da ranhura, jato de areia e tipo de cimento em coroas de aço inoxidável em molares primários). Pediatr Dent. 2015 Jul-Ago;37(4):339-41.

[27] Mink J.R. e Hill C.J.: Modificação da coroa de aço inoxidável para dentes decíduos. J. Dent.Child,1971;38: 197-203.

[28] Innes NP, Evans DJ, Stirrups DR. The Hall Technique; um ensaio clínico controlado e aleatório de um novo método de tratamento de molares decíduos cariados na prática dentária geral: aceitabilidade da técnica e resultados aos 23 meses. BMC Oral Health.2007 Dec 20;7:18.

[29] Innes N. A Técnica de Hall Uma intervenção mínima, abordagem centrada na criança para gerir o molar primário cariado. Manual do Utilizador da Técnica de Halls. (2010).

[30] Van der Zee, W.E. van Amerongen. Influência de coroas metálicas pré-formadas (técnica Hall) na dimensão vertical oclusal na dentição primária. ArquivosEuropeus de Odontopediatria 2010;11 (5):225-227.

[31] A.A. Dean, J.E. Bark, A. Sherriff, L.M.D. Macpherson, A.M. Cairns. Utilização da "técnica Hall" para a gestão de molares primários cariados entre os dentistas generalistas escoceses. Arquivos europeus de odontologia pediátrica 2011;12 (3):159-162.

[32] S.M. Hashim Nainar. O sucesso das coroas da técnica Hall é questionado. Pediatr Dent 2012;34:103.

[33] Ludwig K, Fontana M. Sucesso da coroa de aço inoxidável usando a técnica de Hall: Um estudo retrospetivo.JADA,145(12), 1248-1253.

[34] RM Santamaria, NPT Innes, V Machiulskiene. Estratégias de gestão de cáries para molares primários: 1 yr randomized control trial result. J Dent Res 2014;93(11);1062-1069.

[35] Zeynep Yalgnkaya Erdemci, S. Burgak Cehreli, R. Ebru Tirali. Hall versus técnicas convencionais de coroa de aço inoxidável: Investigação in vitro da adaptação marginal e microinfiltração utilizando três agentes de cimentação diferentes. Pediatr D ent 2014;36:286-90.

[36] Noffsinger D.P.,Jedrychowski J.R., Caputo A.A.; Efeito dos cimentos de policarboxilato e de ionómero de vidro na retenção da coroa de aço inoxidável. Pediatr dent.1983;vol 5 (1); 68-71.

[37] Berg J.H., Pettey D.E. e Hutchins M.O.: Microinfiltração de três agentes de cimentação utilizados com coroas de aço inoxidável. Pediatr Dent .1988 sept;10 (3); 195-198.

[38] Mizrahi E. e Smith D.C.: Cimentação direta de brackets ortodônticos ao esmalte dentário. Uma investigação utilizando cimento de policarboxialte de zinco. Br. Bent. J. 1969;127;371-382.

[39] William PD e Smith DC. Determinação da resistência à tração de materiais de restauração através de pasta de compressão dimetral. J. Dent. Res. 1967; 46;1297.

[40] Phillips R.W. Cimentos de óxido de zinco e eugenol para cimentação permanente. J. Pros. Dent.1968;(19);34-39.

[41] Kennedy D.B.: A coroa de aço inoxidável. Pediatr Oper .Bristol.1976; J. wright and Sons Ltd.

[42] Kimmelman B.B. e Riesner A.L.: Coroa de aço inoxidável macio como restauração intermédia. Observação na práticaclínica. Gen Dent. 1977;25:21-29.

[43] Shiflett K. Microinfiltração de cimentos para coroas de aço inoxidável. Odontopediatria;1997;19(4).

[44] Shveta Munjal, Amit Sood, F Samadi, Sumit Bembi. Um estudo comparativo das forças de retenção de fosfato de zinco, Gic modificado por resina e cimento de resina adesiva com coroas de aço inoxidável - um estudo in vitro. Revista indiana de ciências dentárias.2013;4(5);1-4.

[45] Malamed S.E.: Emergências médicas no consultório dentário. 5th edition , Mosby, 2001.

[46] Eames W.B.: Proporção e mistura de cimentos: Uma comparação de tempos de trabalho. Oper. Dent. 1977;2:97.

[47] Norman R.D.: Determinação direta do pH de cimentos de presa II. O efeito do tempo de armazenamento prolongado, rácio pó: rácio de líquido, temperatura e dentina. J. Dent Res.;1966;45;1214-1220.

[48] Wilson A.D., Abel G. e Levis B.G.: o teste de solubilidade e desintegração para cimentos dentários ZnPO4. Br.Dent J.;1974;137;313-321.

[49] Jenderson M.D. e Trowbridge H.O.: propriedades biológicas e físicas do cimento de policarboxilato de zinco. J. Prosthet. Dent.1972;8;264.

[50] Mc Comb at al. avaliação do efeito da consistência dos agentes de cimentação no valor de retenção da coroa de aço inoxidável na dentição decídua. Dent. Mater. 1984; 15; 287.

[51] Khinda V, Grewal N. Eficácia preventiva do GIC, fosfato de zinco e cimento de policarboxilato em coroas de aço inoxidável pré-formadas: Um estudo clínico comparativo. JISPPD junho 2002;20(2); 41-46.

[52] Yilmaz Y1, Dalmis A, Gurbuz T, Simsek S. Força de retenção e microinfiltração de coroas de aço inoxidável cimentadas com três agentes de cimentação diferentes. Dent Mater J. 2004 Dec;23(4):577-84.

[53] Yilmaz Y1, Simsek S, Dalmis A, Gurbuz T, Kocogullari ME. Avaliação de coroas de aço inoxidável cimentadas com cimentos de ionómero de vidro e cimentos de ionómero de vidro modificados por resina. Am J Dent. 2006 Abr;19(2):106-10.

[54] Raghunath Reddy MH1, Subba Reddy VV, Basappa N. Um estudo comparativo das forças de retenção dos cimentos de fosfato de zinco, policarboxilato e ionómero de vidro com coroas de aço inoxidável - um estudo in vitro. J Indian Soc Pedod Prev Dent. 2010 Out-Dez;28(4):245-50.

[55] Subramaniam P, Kondae S, Gupta KK. Força de retenção de cimentos de cimentação para coroas de aço inoxidável: um estudo in vitro. J Clin Pediatr Dent. verão de 2010;34(4):309-12.

[56] Memarpour M, Derafshi R, Razavi M. Comparação da microinfiltração das margens de coroas de aço inoxidável utilizadas com diferentes materiais de restauração: Um estudo in vitro. Dent Res J (Isfahan). 2016 Jan-Fev;13(1):7-12.

[57] Mount GJ e Makinson OF. :Cimentos de restauração GI: Implicações clínicas da reação de presa. Oper. Dent . 1982; 7; 134-143.

[58] Fuks AB, Zodak S e Chosack A: Saúde gengival dos sucessores de pré-molares para coroar molares primários. Pediatr. Dent ;1983;5(1);51-52.

[59] Discepolo K, Sultan M. Investigação da longevidade de coroas de aço inoxidável de adultos como restauração provisória em pacientes pediátricos. Int J Paediatr Dent. 2016;30.

[60] Croll TP. Restauração de incisivos primários utilizando uma coroa de aço inoxidável revestida a resina. J Dent Child. 1998,65:89-95.

[61] Waggoner WF. Restauração de dentes anteriores decíduos. Pediatr Dent.2002; 24:511-516.

[62] Helpin ML. A restauração de coroas de aço inoxidável de face aberta em crianças. J Dent Child. 1983;50:34-38.

[63] Weidenfeld KR, Drughn RA, Welford JB. Uma técnica estética para o revestimento de coroas anteriores de aço inoxidável com resina composta. J Dent Child. 1994;61(5-6):321-326.

[64] Croll TP, Helpin ML. Coroas de aço inoxidável revestidas a resina pré-formada para restauração de incisivos primários. Quintessence Int.1996 ; 27:309-313.

[65] Fouad S. Salama, Bassem F. EI-Mallakh. Uma comparação in vitro de quatro técnicas de preparação de superfície para revestimento de um compómero em aço inoxidável. s. Pediatr Dent 19:267-72, 1997.

[66] Khatri A, Nandlal B, Srilatha . avaliação comparativa da resistência de união da resina composta convencional e da resina nanocompósita à coroa de aço inoxidável anterior jacteada. J Indian Soc Pedod Prev Dent.2007;25(2):82-85.

[67] Dra. Carla Cohn- Coroas de aço inoxidável pré-envernizadas - uma alternativa estética Uma publicação revista por pares. Ago 2008;1-5.

[68] Garg V, Panda A, Shah J, Panchal P. Coroas em dentisteria pediátrica: Uma revisão. J Adv Med Dent Scie Res 2016;4(2):41-46.

[69] Tote JV, Godhane A, Das G, Soni S, Jaiswal K, Vidhale G. Coroas Estéticas Posteriores em Odontopediatria. Int J Dent Med Res 2015;1(6):197-201.

[70] Susan Sahana, Ravishankar Shekhar. Coroas estéticas para dentes decíduos. Uma revisão. Anais e Essência da Odontologia. Vol. - II Edição 2 abril - junho 2010.

[71] Anuradha K, Bargale S, Shah S, Ardeshana A. Coroas Estéticas na Dentição Primária - Restabelecer o Sorriso inocente. J Adv Med Dent Scie Res 2015;3(3):46-52.

[72] Oueis H, Atwan S, Pajtas B, Casamassimo PS. Utilização de coroas anteriores revestidas a aço inoxidável por dentistas pediátricos. Pediatr Dent. 2010 Set-Out;32(5):413-6.

[73] Anna B. Fuks, Diana Ram, Elizer Eidelman. Desempenho clínico de coroas estéticas em molares decíduos: um estudo piloto. Pediatr Dent 1999; 21(7); 445-448.

[74] Baker LH, Moon P, Mourino AP. Retenção de facetas estéticas em coroas primárias de aço inoxidável. ASDC J Dent for Children.1996;63(3):185-9.

[75] Roberts C, Lee JY, Wright JT. Avaliação clínica e satisfação dos pais com coroas de aço inoxidável revestidas a resina. Pediatr Dent. 2001;23(1):28-31.

[76] Guelmann M, Gehring DF, Turner C. Retenção de coroas de aço inoxidável revestidas em incisivos primários tipodontes replicados: um estudo in vitro. Pediatr Dent 2003;25:275-8.

[77] MacLean JK, Champagne CE, Waggoner WF, Ditmyer MM, Casamassimo P. Resultados clínicos para dentes anteriores primários tratados com coroas de aço inoxidável prevenidas. Pediatr Dent.2007;29(5):377-81.

[78] Gupta M, Chen J, Ontiveros J C. Retenção de facetas de coroas primárias de aço inoxidável pré-envernizadas após cravação. J Dent Child 2008;75:447.

[79] Evelina Kratunova, BDentSc, MFD(RCSI), DCh Dent, FFD(RCSI)1 Anne C. O'Connell, BA, BDentSc, MS. Um ensaio clínico aleatório que investiga o desempenho de duas coroas de aço inoxidável pré-fabricadas pediátricas posteriores disponíveis no mercado: Um estudo de continuação, Pediatr Dent 2014;36:494-8.

[80] O'Connell, Anne C.1; Kratunova, Evelina2; Leith, Rona. Coroas posteriores de aço inoxidável pré-criadas: Desempenho clínico após três anos. Odontopediatria, Volume 36, Número 3, maio/junho de 2014, pp. 254-258(5).

[81] Kratunova, Evelina1; O'Connell, Anne C. Chairside Repair of Preveneered Primary Molar Stainless Steel Crowns: Um estudo piloto. Odontopediatria, Volume 37, Número 1, janeiro/fevereiro de 2015, pp. 46-50(5).

[82] Waggoner WF, Cohen H. Resistência à falha de quatro coroas de aço inoxidável primárias revestidas após cravação. J Dent Child. 2008;75:44-47.

[83] Hosoya Y, Omachi K, Staninec M. Valores colorimétricos de coroas estéticas de aço inoxidável. Quintessência internacional. 2002 Jul 1;33(7).

[84] Duhan H, Pandit IK, Srivastava N, Gugnani N, Gupta M, Kochhar GK. Comparação clínica de várias opções de restauração estética para a construção coronal de dentes anteriores primários. Dent Res J 2015;12:574-80.

[85] NuSmile Zirconia . Brochura de informação geral. www.Nusmile.com

[86] Walia T, Salami AA, Bashiri, Hamoodi OM, Rashid F. Um ensaio aleatório controlado de três restaurações estéticas coronais completas em dentes maxilares decíduos. Eur J Pediatr Dent. 2014;15(2):113-118.

[87] G Ashima, K Bhatia Sarabjot, K Gauba, e HC Mittal (2014) Coroas de Zircónia para Reabilitação de Incisivos Primários Cariados: Uma alternativa estética. Jornal de Odontopediatria Clínica: setembro de 2014, Vol. 39, No. 1, pp. 18-22.

[88] So-Youn An, Youn-Soo Shim, So-Young Park. Reabilitação Estética em Dente Anterior Maxilar com Cárie Precoce de Infância usando Coroa ZIRKIZ®: Acompanhamento a longo prazo. Indian Journal of Science and Technology.2015;8 (25).

[89] Holsinger DM, Wells , Scarbecz, Donaldson. Avaliação Clínica e Satisfação dos Pais com Coroas Anteriores de Zircónia Pediátrica. Pediatr Dent. 2016;38(3):192-7.

[90] Steven Schwartz, DDS Restauração Estética de Cobertura Total de Dentes Primários Posteriores.Dentcare.com.

[91] Townsend JA, Knoell P, Yu Q, et al. Resistência à fratura in vitro de três coroas de zircónia disponíveis no mercado para molares primários. Pediatr Dent. 2014 Set-Out;36(5):125-9.

[92] Clark L, Wells MH, Harris EF, Lou J. Comparação da quantidade de redução de dentes primários necessária para coroas anteriores e posteriores de zircónia e de aço inoxidável. Pediatr Dent 2016;38(1);42-46.

[93] Ghada Mohamed Mahmoud Aly, Dawlat Moustafa Ahmed, Nancy Mamdouh Saad. Avaliação quantitativa e qualitativa do desgaste do esmalte primário contra três tipos de cobertura coronal completa. OHDM 2016;15(2)...

[94] Venkataraghavan K, Chan J, Karthik S. Coroas de policarboxilato para dentes decíduos revisitadas: Técnica de opção de restauração e relato de caso. J Indian Soc Pedod Prevent Dent. 2014;32 (2):156-159.

[95] Mink JR, Hill CJ. Crowns for anterior primary teeth. Dent Clin North Am. 1973; 17(1):85-92.

[96] Coroas provisórias de policarbonato 3M ESPE. Brochura informativa sobre a utilização do produto.

[97] Webber D, Epstein N, Tsamtsouris A. Um método de restauração de dentes anteriores primários com a ajuda de uma forma de coroa de celuloide e resina composta. Pediatr Dent. 1979;1:244-246.

[98] Ingla C. Coroas anteriores de resina em pacientes com necessidades especiais. J Can Dent Assoc.2004; 70(5):342-344.

[99] Kupietzky A. Coroa de tira de resina composta colada: dicas clínicas para um resultado bem sucedido. Pediatr Dent. 2002;24:145-148.

[100] Kupeitzky A, Waggoner W, Galea J. O sucesso clínico e radiográfico de coroas de tira de resina composta coladas para incisivos primários. Pediatr Dent.2003;25:577-581.

[101]) Kupietzky A, Waggoner W. Satisfação dos pais com coroas de tira de resina composta coladas para incisivos primários. Pediatr Dent. 2004; 26:377-340.

[102] Kupeitzky A, Waggoner W, Galea J. Avaliação fotográfica e radiográfica a longo prazo de coroas de tiras de resina composta coladas para incisivos primários: resultado após 3 anos. Pediatr Dent. 2005;27:221-225.

[103] Ram D, Fuks AB. Desempenho clínico de coroas de compósito coladas com resina em incisivos primários: um estudo retrospetivo. Int J Pediatr Dent. 2006;16:49-54.

[104] Waggoner WF. Coroas anteriores para dentes anteriores decíduos: uma avaliação da literatura baseada em evidências. Eur Arch Peaditr Dent. 2006; 7(2):53-57.

[105] Nelson T. Uma restauração terapêutica provisória melhorada para o tratamento da cárie anterior da primeira infância: relato de dois casos. Pediatr Dent. 2013; 35 (4):124-128.

[106] Sherman G, Bugg JL, Caruth KR. Restauração de incisivo primário com coroa de jaqueta acrílica num procedimento de consulta. J Dent child. 1966;33:182-185.

[107] Romero M, Saez M, Caberizo C. restauração de incisivo primário fracturado. J Clin pediatr dent. 2001;25(4):255-258.

[108] Updyke J, Sneed WD. Colocação de uma coroa pré-formada de resina composta indireta: relato de um caso. Pediatr Dent. 2001;23:243-244.

[109] https://www.kidsedental.com

[110] Ruck P, Gosnell ES. Seleção de um material de restauração estético de cobertura total para molares primários com elevado risco de cárie. Jornal de Medicina Dentária para Crianças. 2023 Nov 15;90(3):173-7.

[111] Deolikar S, Rathi N, Mehta V. Avaliação comparativa da geração de tensão em dentes decíduos restaurados com coroas de zircónia e BioFlx: Uma análise de elementos finitos. Majalah Kedokteran Gigi. 2024 Jun;57(2):80-6.

[112] Patil AS, Jain M, Choubey S, Patil M, Chunawala Y. Avaliação comparativa do sucesso clínico das coroas de aço inoxidável e Bioflx no molar primário - Um ensaio clínico prospetivo randomizado de boca dividida de 12 meses. J Indian Soc Pedod Prev Dent 2024;42:37-45.

[113] Kohn WG, Collins AS, Cleveland JL, Harte JA, Eklund KJ, Malvitz DM, Centros de Controlo e Prevenção de Doenças (CDC). CDC Guide-lines for infection control in dental health-care settings - 2003. MMWR Recomm Rep 2003;52:(RR-17):1-61.

[114] Rutula WA, Weber DJ. Comité Consultivo para as Práticas de Controlo de Infecções nos Cuidados de Saúde. CDC Guidelines for disinfection & sterilization in healthcare facilities 2008 (Directrizes do CDC para a desinfeção e esterilização em instalações de cuidados de saúde). Disponível em: http://www.cdc.gov/ncidod/dhqp/pdf/guidelines/Disinfection_Nov_2008.pdf

[115] Fatma Ahmed Hamdy El Shehaby Medidas actuais de controlo de infecções e padrão de descontaminação de coroas e bandas de aço inoxidável reutilizadas numa amostra de dentistas egípcios Cairo Dental Journal 2008;24(3):403:414

[116] Farhin K, Abhinav S, Thejokrishna P, Sajjad M. Técnicas de reutilização e descontaminação de coroas de aço inoxidável: Um inquérito entre dentistas pediátricos indianos. J Indian Soc Pedod Prev Dent 2013;31:265-9.

[117] George T. Wickersham, N. Sue Seale, Howard Frysh. Mudança de cor e resistência à fratura de duas coroas de aço inoxidável preveneered após esterilização. Odontopediatria - 20:5, 1998;336-340.

[118] Yilmaz y, Guler c. Avaliação de diferentes métodos de esterilização e desinfeção em coroas pré-formadas fabricadas comercialmente. J Indian Soc Pedod Prevent Dent - dezembro de 2008;162-167.

[119] Documentação científica Ivoclean. Ivoclar , Vivadent.

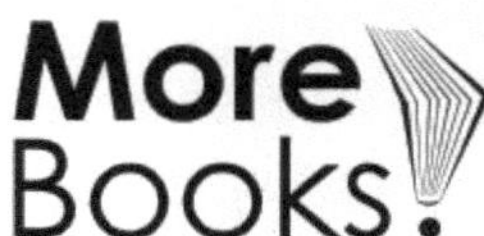

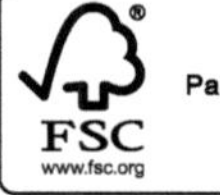

Printed by Books on Demand GmbH, Norderstedt / Germany